EXPERIMENTELLE STUDIEN

ÜBER

DIE FUNKTION

DER EUSTACHI'SCHEN RÖHRE.

VON

DR. ARTHUR HARTMANN.

LEIPZIG,
VERLAG VON VEIT & COMP.
1879.

EXPERIMENTELLE STUDIEN

ÜBER

DIE FUNKTION

DER EUSTACHI'SCHEN RÖHRE.

EXPERIMENTELLE STUDIEN

ÜBER

DIE FUNKTION

DER EUSTACHI'SCHEN RÖHRE.

Von

Dr. ARTHUR HARTMANN.

LEIPZIG,
VERLAG VON VEIT & COMP.
1879.

Druck von Metzger & Wittig in Leipzig.

Vorwort.

Nachdem ich bereits in Virchow's Archiv für pathologische Anatomie etc. Bd. LXX. Heft 4. „Ueber die Luftdouche und ihre Anwendung in der Ohrenheilkunde" und in einer kurzen Mittheilung in E. du Bois-Reymond's Archiv für Physiologie Bd. I. Heft 6. „Mittheilung über die Funktion der Tuba Eustachii" die Resultate von Untersuchungen über die Funktion der Eustachi'schen Röhre veröffentlicht hatte, sah ich mich veranlasst, trotzdem die Resultate meiner früheren Untersuchungen mir vollständig sicher erschienen, dieselben wieder aufzunehmen. Besonders sind es die Untersuchungen im pneumatischen Kabinet, welche sich in der letzteren der beiden früheren Arbeiten nur auf eine sehr geringe Anzahl erstreckten, so dass ich dieselben durch neue Untersuchungen ergänzen musste. Es wurde mir zu diesem Zwecke wieder das pneumatische Kabinet des israelitischen Krankenhauses vom Arzte desselben, Herrn Dr. Lazarus, in zuvorkommendster Weise zur Verfügung gestellt, wofür ich demselben meinen besten Dank ausspreche. Ausserdem gelang es mir meinen früheren Untersuchungsmethoden eine neue hinzuzufügen, vermittelst deren die Durchgängigkeit der Tuben während der Phonation und im Beginne des Schlingaktes festgestellt werden kann.

Da gerade die zu erörternden Fragen so vielfach Gegenstand der Discussion waren, dürfte es zu weit führen, alle die einzelnen Anschauungen, welche gewonnen wurden, der Besprechung zu unterziehen, und beschränke ich mich deshalb darauf, hauptsächlich die mir für die Beurtheilung der Verhältnisse wichtig erscheinenden Arbeiten anzuführen.

Berlin, den 3. August 1878.

Der Verfasser.

Literatur.

Sitzungsberichte der kaiserl. Akad. d. Wissensch. Jahrg. 1872. Die Funktion der Trommelhöhle und der Tuba Eustachii. Von E. Mach u. J. Kessel.

Die Rhinoskopie und ihr Werth für die ärztliche Praxis. Von Semeleder. Leipzig 1862.

Studien über die Anatomie des Canalis Eustachii. Von Dr. Ludwig Mayer. München 1866.

Beiträge zur normalen und pathologischen Anatomie und zur Physiologie der Eustachi'schen Röhre. Von Prof. S. Moos. Wiesbaden 1874.

De l'échange des gaz dans la caisse du tympan etc. Par M. le Dr. Löwenberg. Mémoire présenté à l'acad. 20 Nov. 1876.

Diseases of the ear. Von Toynbee. Uebersetzt von Moos. Würzburg 1863.

Klinik der Ohrenkrankheiten. Von Moos. Wien 1866.

Handbuch der theoretischen und praktischen Ohrenheilkunde. Von Dr. C. G. Lincke. Leipzig 1840.

The Questions of Aural Surgery. By James Hinton. London 1874.

Traité des maladies de l'oreille etc. Par J. M. G. Itard. Paris 1821.

Klinik der Krankheiten des Kehlkopfes etc. Von Prof. Dr. C. Störk. Stuttgart 1876.

Lehrbuch der Ohrenheilkunde. Von Prof. v. Tröltsch. Leipzig 1873.

Lehrbuch der Ohrenheilkunde. Von Prof. A. Politzer. Stuttgart 1878.

Lehrbuch der Physiologie. Von Funke. 2. Aufl. 1858.

Handbuch der Physiologie des Menschen. Von Joh. Müller. 1840.

Archiv für Ohrenheilkunde.

Archiv für Augen- und Ohrenheilkunde.

Monatsschrift für Ohrenheilkunde.

The Journal of Anatomy and Physiology. 1869. On the question whether the Eustachian tube is opened or closed in swallowing. By Prof. Cleland. — The Eustachian tube when and how it is opened. By James Jago. Ibid.

Virchow's Archiv. Zur Funktion der Tuba Eustachii und des Gaumensegels. Von Prof. Lucae. Bd. LXIV, S. 476. — Ueber die Luftdouche und ihre Anwendung in der Ohrenheilkunde. Von A. Hartmann. Bd. LXX, S. 447.

E. du Bois-Reymond's Archiv für Physiologie. Mittheilung über die Funktion der Tuba Eustachii, Von A. Hartmann. 1877, S. 543.

Verhandlungen der physiologischen Gesellschaft zu Berlin. Eine neue Methode der Hörprüfung mit Hilfe elektrischer Ströme. Von A. Hartmann. 11. Januar 1878. — Zum Mechanismus des Gaumensegels und der Tuba Eustachii. Von Prof. Lucae. 5. April 1878.

Berliner Klinische Wochenschrift. Das Verhältniss der Tubenmündung zum Gaumensegel etc. Von Dr. C. Michel. Nr. 34. 1873. — Neue Beobachtungen etc Von dems. Nr. 41. 1875. — Die trockene Nasendouche. Von Prof. A. Lucae. No. 11. 1876. — Ueber Schwerhörigkeit bei Kindern etc. Von A. Hartmann. No. 14. 1878.

Baierisches ärztliches Intelligenzblatt. Ein Beitrag zur Anatomie und Histologie der Tuba Eustachii. Von Prof. Rüdinger. Mr. 37. 1865.

Wiener Medicinische Wochenschrift. Operationen im Nasenrachenraume. Von Prof. Störk. No. 21. 1877.

Deutsche Medicinische Wochenschrift. Beitrag zur Lehre von der Ozäna. Von A. Hartmann. No. 13. 1878.

Deutsche Zeitschrift für praktische Medicin. Zur Anwendung der Nasendouche. Von B. Fränkel. No. 30. 1877.

Prager Medicinische Wochenschrift. Ueber ein Verfahren etc. Von Prof. Zaufal. No. 50. 1876.

Kapitel 1.

Einleitung.

Bei der wichtigen Rolle, welche die Eustachische Röhre in der Pathologie des Hörorganes spielt, ist es vor Allem erforderlich, das Verhalten derselben im normalen Zustande genau zu kennen, da wir dadurch erst in den Stand gesetzt werden das pathologische Verhalten zu erkennen und zu beurtheilen.

Die Eustachische Röhre hat bekanntermassen die Aufgabe, den freien Luftaustausch zwischen Trommelhöhlen- und Rachenluft, resp. äusserer Atmosphäre zu bewirken, um das Auftreten von Druckunterschieden zwischen beiden Räumen zu verhindern. Diese Verrichtung der Tuben wird nach v. Tröltsch zweckmässiger Weise als Trommelhöhlenventilation bezeichnet. Schon Treviranus spricht die Ansicht aus, dass ohne eine freie Cirkulation die Luft der Trommelhöhle sehr bald in eine Mischung von Stickgas und Kohlensäure ausarten würde

Auch Funcke giebt in seinem Lehrbuche der Physiologie 1858 Bd. 2 S. 120 zu bedenken, „dass in einer abgeschlossenen Paukenhöhle nur eine aus dem Blute exhalirte Luft enthalten sein könnte, deren Zusammensetzung und deren Spannung sich unter verschiedenen Verhältnissen ändern würde.“

Dieses Verhalten wurde neuerdings von Löwenberg[2] zum Gegenstand einer Mittheilung an die französische Akademie gemacht. Nach Löwenberg entsteht, ebenso wie für die Respiration nachgewiesen wurde, dass der O schnell verschwindet, und dass nur ein Theil desselben durch eine gewisse Menge CO_2 ersetzt wird, in der Trommelhöhle durch O-Aufnahme und geringere CO_2-Abgabe ein Deficit, welches, wenn kein Ersatz stattfindet, die Einwärtsziehung des Trommelfells zur Folge hat.

---

[1] Biologie Bd. VI. S. 386. S. bei Lincke Bd. I.

[2] Prés. à l'acad. 20. Nov. 1876.

Nach der Ansicht vereinzelter Autoren sollen die Tuben ausserdem zur Schallleitung dienen können und zwar dass einerseits die eigene Stimme und von aussen kommender Schall durch die Eustachischen Röhren gehört werde, andererseits Schallwellen von der Trommelhöhle nach dem Rachen durch die Tuben entweichen.

Eine besondere Theorie über die Funktion der Tuba Eustachii stellt Rumbold[1] in St. Louis auf, indem er nachzuweisen sucht, dass durch das Verhalten der Tuben das Zustandekommen der conkaven Krümmung des Trommelfells bewirkt werde. Rumbold glaubt, dass die Einwärtswölbung des Trommelfells dadurch stattfindet, dass in der Trommelhöhle fortwährend Luft absorbirt wird, wodurch ein geringerer Luftdruck in derselben entsteht als in der äusseren Atmosphäre. Dieser Druckunterschied soll nach der Annahme Rumbold's dadurch aufrecht erhalten werden, dass die Tuben für Luft nicht vollständig durchgängig sind, es finde zwar eine fortwährende Luftzufuhr statt, der jedoch ein geringer Widerstand entgegensteht, welcher genügt, um eine andauernde Conkavstellung des Trommelfells bestehen zu lassen.

Während unter den älteren Autoren die Ansichten, ob die Tuben für gewöhnlich offen stehen oder nur zeitweise geöffnet werden, getheilt waren, gebührt Toynbee[2] das Verdienst, zuerst auf Grund experimenteller Untersuchungen gezeigt zu haben, dass die Eustachischen Röhren im Ruhezustande geschlossen sind und durch den Schlingakt geöffnet werden. Diese Toynbee'sche Theorie, welche gegenwärtig die Grundlage für unsere Anschauung über die Tubenfunktion bildet, wurde durch ausgedehnte physiologische von Politzer, anatomische von v. Tröltsch angestellte Untersuchungen bestätigt. Wenn trotzdem neuere Beobachter zur entgegengesetzten Anschauung kamen, dass sie annehmen, dass die Tuben in der Ruhe offen und beim Schlingakte geschlossen seien, so geht daraus hervor, dass die bisherigen Untersuchungsmethoden noch nicht diejenige Sicherheit gewährten, um die Toynbee'sche Theorie zur feststehenden Thatsache zu stempeln.

Als Beweis für seine Ansicht dienten Toynbee hauptsächlich zwei Versuche, erstens der Valsalva'sche Versuch, bei welchem bei geschlossenem Mund und Nase kräftig exspirirt wird, zweitens der sog. Toynbee'sche Versuch, welcher darin besteht, dass ebenfalls bei geschlossenem Mund und Nase geschluckt wird. In beiden Fällen tritt im Ohre das Gefühl

---

1 The Function of the Eustachian Tube in relation to the Renewal etc. St. Louis 1873. S. bei Hinton, Questions of Aural Surgery S. 29.

2 On the muscles which open the Eustachian Tube. Proceedings of the Royal society 1853. — Diseases of the ear. Uebers. von Moos. Würzburg 1863.

von Völle und Spannung ein und ein geringer Grad von Schwerhörigkeit; im ersteren Falle werden diese Erscheinungen dadurch hervorgerufen, dass Luft in die Trommelhöhle eingeblasen, im zweiten Falle, dass Luft ausgesogen (Politzer), einerseits also Luftverdichtung, andererseits Luftverdünnung hervorgerufen wird. Durch den Schlingakt werden die Erscheinungen im Ohre plötzlich beseitigt, woraus Toynbee den Schluss zog, dass durch denselben ein Ausgleich der Druckdifferenz, also eine Eröffnung der Tuben bewirkt wird.

Auf Grund einer Beobachtung glaubt Cleland[1] die Toynbeesche Theorie widerlegen zu können. Er hatte Gelegenheit bei einem Patienten, der einen Defect im harten Gaumen hatte, den Tubeneingang zu beobachten und konnte sehen, dass während des Schlingens der Boden der Tuben nach oben gedrängt wird. Obgleich Cleland einen Verschluss des Tubeneinganges nicht sah, nimmt er an, dass, wenn normale Verhältnisse vorhanden gewesen wären, ein solcher eingetreten wäre. Cleland glaubt, dass diese bei pathologischen Verhältnissen gemachte unvollkommene Beobachtung genüge die Toynbee'sche Theorie umzustossen und knüpft daran, um diese Ansicht zu beweisen, einige anatomische Betrachtungen, die mit denen anderer Forscher (Hyrtl, Luschka, Henle) nicht übereinstimmen. Einen beachtenswerthen Beweis gegen die Toynbee'sche Theorie findet Cleland in dem Umstande, dass wenn Luft in die Trommelhöhle eingeblasen wurde, wenn man dieselbe darin lässt oder wenn sich der Schlingakt unwirksam zeigt, sie zu entfernen, dieselbe oft nach kurzer Zeit plötzlich verschwindet mit einem leisen Geräusch, ohne dass ein Schlingakt vollzogen wurde, wobei die Empfindung von Druck im Ohre aufhört. Dagegen kommt Cleland bei Besprechung der Erscheinung, dass eingeblasene Luft in der Trommelhöhle zurückbleibt, doch zur Annahme eines Verschlusses, indem er glaubt, dass bei dem kleinen Lumen der Tuben eine geringe Ansammlung von Feuchtigkeit einen Verschluss hervorbringe, der genüge, um einem beträchtlichen Luftdrucke zu widerstehen. Wie sich Cleland die Wirkung des Schlingakts erklärt, lassen wir hier im Wortlaut folgen: „The sudden closure and alteration of the form of the tube in swallowing and the equally sudden recovery of its natural form is precisely the operation most likely to burst such an obstruction expel superabundant moisture, and allow the escape of pent-up air."

Magnus[2], der ebenfalls bei einem Individuum mit Gaumendefekt

[1] On the Question whether the Eustachian tube is opened or closed in swallowing. By Prof. Cleland. The journal of anatomy and physiology 1869.

[2] Der Nasenrachenraum. Von Dr. Magnus. Archiv für Ohrenheilk. Bd. VI. S. 246.

Gelegenheit hatte die Tubenmündung zu beobachten, konnte bei den verschiedenen Bewegungen der Schlundmuskeln auffallender Weise keine Formveränderung am Tubeneingang wahrnehmen.

Michel und Zaufal zeigten, dass man in manchen Fällen das Tubenostium vom Naseneingange aus direkt beobachten könne. Während Michel anfänglich glaubte gesehen zu haben, dass sich der Tubeneingang während des Schlingakts verschliesse, hält Zaufal an der Eröffnung fest. Lucae[1] hielt ein Bild, welches er Gelegenheit hatte zu beobachten, für einen Verschluss des Tubeneinganges, ohne dass jedoch aus der Abbildung, die er uns gibt, dies hervorgeht. Auf Grund dieser vereinzelten Beobachtung hält Lucae die Toynbee'sche Theorie für einen Irrthum, indem er, vermuthlich auf Grund einer ähnlichen Vorstellung wie Cleland, die Ueberzeugung ausspricht, dass die Trommelhöhlenventilation dadurch zu Stande kommt, „dass die für gewöhnlich offenstehende Mündung der im weiteren Verlaufe ganz lose geschlossenen knorpelig-membranösen Tuba durch den Schlingakt kräftig zusammengedrückt und nach demselben wieder geöffnet wird." Ausserdem glaubt Lucae, dass die Respirationsbewegungen des Trommelfells, welche bei vielen Individuen mit dem Politzer'schen Ohrmanometer sich nachweisen lassen und der oben von Cleland erwähnte Versuch, Austritt der eingeblasenen Luft ohne Schlingakt ein Offenstehen der Tuben im Ruhezustande der Muskulatur beweisen.

Einen neuen Anhaltspunkt für die Frage, ob die Eustachische Röhre für gewöhnlich ein offenes Lumen hat oder nicht, schienen die Untersuchungen von Rüdinger[2] zu geben. Die Methode Rüdingers, deren sich auch sein Schüler L. Mayer[3] bediente, bestand darin, Querschnitte durch die Tuben zu machen und kamen beide Autoren zur Ansicht: „In der Tuba Eustachii befindet sich demnach ein Raum unmittelbar unter dem gewölbten Knorpelhaken, welcher stets offen steht und entweder mit Luft oder mit Schleim ausgefüllt ist." Später änderte Rüdinger[4] seine Ansicht dahin, dass er angibt: „dass in dem mittleren Abschnitt der Tuba unter dem Knorpelhaken sich eine Stelle befindet, wo die Configuration des Knorpels in Verbindung mit der Schleimhaut bestimmt dafür spricht, dass an dieser Stelle die Schleimhautflächen der ganzen Tubaspalte ent-

[1] Zur Function der Tuba Eustachii und des Gaumensegels. Von Prof. Dr. Lucae. Virchows Archiv Bd. 64. S. 476.

[2] Baier. ärztl. Intelligenzbl. No. 37. 1865.

[3] Studien über die Anat. des Canal. Eust. Von Dr. Ludwig Mayer. München 1866.

[4] Ueber die Möglichkeit der Verschliessung der Tuba Eustachii am Menschen. Monatsschr. f. Ohrenh. Nr. 4. 1869.

lang, somit auch unter dem Knorpelhaken sich berühren.“ Von Lucae[1] und Moos[2] wurden weiterhin nach der Rüdingerschen Methode sehr fleissige und sorgfältige Untersuchungen vorgenommen. Moos kam zur Ansicht, „dass im oberen Theil der Eustachi'schen Röhre ein individuell verschiedenes immerhin beträchtlich langes, nach Mayers Messungen 0,4 bis 0,5 Mm. breites offenes Kanälchen besteht.“

Leider lassen sich bei diesen Untersuchungen Kunstprodukte nicht vermeiden, schon die Entfernung der Tuben aus dem Körper muss Zerrung der Weichtheile hervorbringen und müssen dieselben aus ihrer Lagerung gebracht werden, mögen nun die so gewonnenen Präparate ohne Weiteres oder in Paraffin eingebettet oder nachdem man sie gefrieren liess untersucht werden, einen sicheren Schluss auf das Verhalten beim Lebenden gestatten uns diese Untersuchungen nicht. Vollends da wir wissen, dass schon beim Lebenden dadurch, dass der Kopf in verschiedene Stellungen gebracht wird, die Durchgängigkeit der Tuben geändert wird.

Die Bedeutung der weiteren Methoden, das Verhalten der Tuben während der einzelnen Funktionszustände festzustellen, das Verhalten bei der Respiration, im pneumatischen Kabinet etc. wird in den folgenden Kapiteln erörtert werden. Durch meine Versuche, die Durchgängigkeit der Tuben bei Einwirkung genau bestimmten Luftdruckes festzustellen, glaube ich einen Beitrag zur Klarlegung der noch schwebenden Fragen geliefert zu haben und erlaube mir, in den folgenden Kapiteln meine bereits veröffentlichten Versuche zu ergänzen und denselben neue Experimente hinzuzufügen.

Da wir das Verhalten einer Röhre, wenn wir sie nicht in ihrer ganzen Ausdehnung übersehen können, nur danach zu beurtheilen im Stande sind, wie sie Stoffe passiren lässt, glaube ich, dass der von mir eingeschlagene Weg uns positive Anhaltspunkte für die Beurtheilung des Verhaltens der Tuben gibt. Die Tuben werden wir wie jede Röhre als frei durchgängig zu betrachten haben, wenn sie bei minimalen Druckunterschieden zwischen Trommelhöhlen- und Rachenluft den Luftdurchtritt gestatten; erschwerte Durchgängigkeit werden wir annehmen müssen, wenn mehr oder weniger hochgradige Druckstärken erforderlich sind, um den Luftdurchtritt gelingen zu lassen. Tritt bei Einwirkung beträchtlicher Druckstärken keine Luft durch die Tuben, so werden dieselben als geschlossen zu betrachten sein.

---

1 Archiv f. O. Bd. III. S. 174. Zur Function der Tuba Eustachii.

2 Beitr. zur norm. u. path. Anat. etc. Wiesbaden 1874.

Kapitel 2.

Durchgängigkeit der Eustachischen Röhre im Ruhezustande der Muskulatur.

Am besten eignet sich zur Prüfung derselben das pneumatische Kabinet, da wir in demselben beliebige positive oder negative Druckstärken auf das Ohr einwirken lassen können. Der erreichte Luftdruck lässt sich durch die an den einzelnen Glocken angebrachten Fenster an einem ausserhalb befindlichen Quecksilbermanometer jeder Zeit genau bestimmen, so dass wir im Stande sind, die exaktesten Beobachtungen anzustellen.

Meine Untersuchungen stellte ich an bei 22 Erwachsenen, mit denen ich sowohl die Glocke für verdichtete als auch für verdünnte (mit Ausnahme von 2) Luft entweder nur einmal oder wiederholt bestieg. Unter den 22 Personen befanden sich 6 Collegen, welche die Freundlichkeit hatten die Erscheinungen an sich beobachten zu lassen, wodurch ich in die angenehme Lage versetzt war, möglichst exakte Mittheilungen über die zu besprechenden subjectiven Empfindungen zu erhalten.

Im pneumatischen Kabinet für verdichtete Luft bemerkten alle Untersuchten mit Ausnahme des Herrn Kollegen L. schon bei geringer Drucksteigerung, bei 10—40 Mm. Hg das Gefühl von leichter Spannung, von Völle im Ohre, als ob sich etwas vors Ohr gelegt hätte, als ob ein Schleier übers Ohr gezogen sei; die Schallperception ist vermindert, die eigene Stimme ertönt lauter, schallt im Ohre. Bei Einwirkung dieser Druckstärken können durch Phoniren, durch lautes Aussprechen von Wörtern, einzelnen Vokalen oder K-lauten die Symptome nicht beseitigt werden, nur durch den Schlingakt werden mit einem Schlage die Erscheinungen aus dem Wege geräumt und hört das Gefühl der Spannung, der Verschleierung und Dämpfung des Gehörs auf. Der medicinisch Gebildete gibt an, dass der Lufteintritt in die Trommelhöhle erfolgt sei. Bei Besichtigung des Trommelfells lässt sich vor dem Schlingakte die Einwärtsdrängung der Membran mit gleichzeitig auftretender Hyperämie, die beide bei stärkerem Druck sehr hochgradig werden,[1] beobachten so-

[1] Nachdem von Kessel (Medic. Centralblatt 1869 No. 23 u. 24) und neuerdings von Moos (Archiv für Augen- und Ohrenheilk. Bd. VI.) die vielfach vorhandenen Kommunikationen zwischen der Cutis- und der Schleimhautschichte des Trommelfells nachgewiesen wurden, dürfte die Hyperämie, welche sich hauptsächlich in einer gleichmässigen Röthung der Membran ausspricht, dadurch zu erklären sein, dass einerseits der Blutabfluss von der Schleimhaut- nach der Cutisschichte gehemmt, andererseits das Blut der Cutisschichte durch den auf ihr lastenden Druck nach der

wie die Rückkehr der Membran nach dem Schlingakte in die normale Lagerung. Diese Beobachtung wurde bereits von Magnus trefflich geschildert. Unterbleibt der Schlingakt, so steigern sich unter der Einwirkung höherer Druckstärken die beschriebenen Symptome, das Gefühl von Spannung wird stärker, die Schallperception noch mehr gestört. Wie aus beistehender Tabelle hervorgeht, geht in einzelnen Fällen schon bei 50—100 Mm Hg das Gefühl von Spannung in Schmerz über. In den meisten Fällen wird das Auftreten von Schmerz zwischen 100—130 Mm angegeben, der allgemein als stechend geschildert wird und an Intensität rasch zunimmt. In einem Falle wurde der Schmerz schon bei 100, in anderen erst bei 150 Mm. Hg und noch später als nicht mehr auszuhalten geschildert, so dass zur Beseitigung desselben der Schlingakt vorgenommen werden musste. Bei mir selbst steigerte ich bis 210 Mm Hg, der Schmerz wurde so hochgradig, dass es einiger Energie bedurfte, denselben auszuhalten. Das Gefühl des hochgradigsten Stechens und Spannens strahlte aus nach dem Rachen und zwar hatte ich die Empfindung, als ob sich dasselbe nach dem Rachendache erstreckte. Um höhere Druckstärken auf das Ohr einwirken zu lassen, ohne dass dadurch Schmerz verursacht würde, suchte ich die äusseren Gehörgänge durch erweichten Kautschuck zu verschliessen. Es gelang mir jedoch nicht mit Sicherheit einen festen Verschluss herbeizuführen, indem unter der Einwirkung hoher Druckstärken der Verschluss überwunden wurde und eine plötzliche Luftcompression im äusseren Gehörgang eintrat. Da durch die plötzliche Gewalteinwirkung Gefahr für eine Trommelfellverletzung gesetzt wird, glaube ich, dass solche Versuche nur mit grösster Vorsicht angestellt werden dürfen.

Ich habe früher schon erwähnt,[1] „dass während bei geringen Druckstärken die Eröffnung der Tuben leicht gelingt, man bei höheren Druckstärken Mühe hat die Eröffnung zu bewerkstelligen, indem man sich anstrengen muss, die Muskulatur beim Schlingakte möglichst kräftig zu kontrahiren oder ist es sogar erforderlich, den Valsalvaschen Versuch zu Hilfe zu nehmen.“ Dieselbe Beobachtung machte bereits früher Magnus[2], indem er sich über die Eröffnung der Tuba durch eine Schlingbewegung ausspricht: „bei höherem Drucke genügt aber dies nicht und man muss

---

Schleimhautschichte gedrängt wird. Dieselbe Röthung des Trommelfells wird beobachtet im Beginn der akuten und bei vielen Formen der chronischen Mittelohrentzündung und wird vielfach auf ein Durchschimmern der hyperämischen Oberfläche des Promontoriums bezogen.

[1] E. du Bois-Reymonds Archiv Bd. I. S. 546.

[2] Beobachtungen über das Verhalten des Gehörorganes in komprimirter Luft. Arch. f. Ohrenheilk. Bd. I. S. 269.

die durch den allgemeinen Druck noch fester verschlossene Tuba durch gewaltsames Einpressen von Luft forciren". Ich habe dieses Verhalten als Beweis angeführt für meine Anschauung, dass durch gesteigerten Druck im Nasenrachenraum die membranöse Tubenwand gegen das Knorpeldach angedrückt wird.

In vereinzelten Fällen gelang auch bei geringem Druck der Luftaustausch durch den Schlingakt nicht, oder gelang er auf der einen Seite, auf der anderen nicht, ausnahmslos konnte derselbe sodann durch wiederholte Schlingbewegungen herbeigeführt werden. Bei beträchtlicheren Druckunterschieden genügt häufig ein einzelner Schlingakt nicht, um ein für die Ausgleichung des Druckes ausreichendes Quantum Luft in die Trommelhöhlen treten zu lassen, sondern es müssen wiederholt Schlingbewegungen gemacht werden, um bei jedesmaliger Wiederholung eine Erleichterung der Symptome eintreten zu lassen.

	Erscheinungen im pneumatischen Kabinet			Erforderliche Druckstärke beim			
	in verdichteter Luft	in verdünnter Luft, Austreten v. Luftblasen		Valsalvaschen Versuch		Politz. Verfahr.	
		l.	r.	l.	r.	l.	r.
G. Kollege	bei 120 Mm. Schmerz so stark, dass geschluckt werden muss.	—	—	60[2]	40	20	20[3]
B. Kollege	bei 150 Mm. muss wegen heftiger Schmerzen geschluckt werd.	—	—	50	36	20	20
L. Kollege	Gefühl des Eintritts von Luftblasen. l. 40 Mm. r. 80 Mm.	12 Flattern	35	offenstehen		20	20
N. Kollege	bei 110 muss wegen starken Schmerzes geschluckt werden.	20	30	kein Eintritt (Schnupfen)		20	20
H. Kollege	bei 80 Beginn von Schmerz, bei 130 sehr stark, bei 200 nicht mehr zu ertragen, geschluckt.	35 Flattern	30	64	50	20	20

[1] Die Patienten, welche das Kabinet besuchen, werden stets bevor sie dasselbe betreten darauf aufmerksam gemacht, dass sie, wenn die Erscheinungen von Druck im Ohre auftreten, schlingen sollen, zu welchem Zwecke Wasserflaschen im Kabinet aufgestellt sind. Auf diese Weise gelingt es bei normalen Gehörorganen ausnahmslos das Auftreten von Druckerscheinungen zu beseitigen. Nur selten kommt es vor, dass die Erscheinungen unangenehm werden, in welchem Falle den Patienten durch das Fenster bedeutet wird das Schlingen zu wiederholen, wodurch nun der Luftaustausch bewirkt wird.

[2] Die Zahlen bedeuten den Stand ber Quecksilbersäule in Millimetern.

[3] Das Minimum des erforderl. Druckes beim Pol, Verf. wurde nicht bestimmt.

	Erscheinungen im pneumatischen Kabinet			Erforderliche Druckstärke beim			
	in verdichteter Luft	in verdünnter Luft, Austreten v. Luftblasen		Valsavaschen Versuch		Politz. Verfahr.	
		l.	r.	l.	r.	l.	r.
Sch. Kollege	l. bei 60 Schmerz, bei 100 nicht mehr auszuhalten, geschluckt. r. keine Empfindung (Resid. von Otit. perforat.	30	—	22	—	20	—
G. Maschinist	bei 70 Auftreten von Schmerz, 140 sehr schmerzh., geschluckt.	10 Flattern	6	42	44	20	20
W. I. Krankenwärter.	bei 50 Schmerz, 150 sehr schmerzhaft, geschluckt.	32	20	50	— (Thrombus)	20	—
W. II. Krankenw.	l. 110 Schmerz, r. 120 Schmerz, 130 nicht mehr auszuhalten, geschluckt.	42 Flattern	40	50	40	20	20
P. Kaufmann	bei 90 Schmerz, 100 geschluckt.	15 Flattern	45	40	38	20	20
H. Portier	l. 60 wenig Schmerz, l. 100 Schmerz, r. 120 Schmerz, 160 geschluckt.	20 Flattern	25	36	— (Narbe)	—	—
Sch. I. Wärterin	100 schmerzhaft, unwillkürlich geschluckt, Schmerzhaftigkeit beseitigt.	40	40	35	50	20	20
L. Wärterin	130 beiderseits Schmerz, 160 nicht mehr auszuhalten, geschluckt.	35 Flattern	20	24	20	20	20
Sch. II. Wärterin	120 Schmerz, 160 geschluckt.	10	10	22	20	20	20
W, Gärtner	130 Schmerz, 160 sehr schmerzhaft, geschluckt.	32	20	30	20	20	20
L. Diener	l. 95 Schmerz, 120 beiderseits, 140 geschluckt.	25	30	(Thrombus)	120	—	20
P. Gärtner	l. 100 Schmerz, l. 140 geschluckt, r. keine Empfindung (Trommelfellperforation.	25	—	kein Eintritt b. 90 (Katarrh)	—	20	20
T. Wärter	80 Schmerz, 100 nicht mehr auszuhalten, geschluckt.	50	40.	60	20	20	20

	Erscheinungen im pneumatischen Kabinet			Erforderliche Druckstärke beim			
	in verdichteter Luft	in verdünnter Luft, Austreten v. Luftblasen		Valsavaschen Versuch		Politz. Verfahr.	
		l.	r.	l.	r.	l.	r.
Sch. Soldat	120 sehr starker Druck in beiden Ohren.[1]	30	38	10	26	6	10
G. Lazarethgehilfe	100 Schmerz, 130 sehr schmerzhaft, geschluckt.	34	14	100 (Schnupfen)	48	24	24
G. Soldat	bei 140 schmerzhaft, geschluckt,	10 Flattern	18	32	30	20	20
W. Soldat	90 starker Druck, bei 150 sehr schmerzhaft, geschluckt.	25	25	40	34	20	20
K. Soldat	100 starker Druck, 150 schmerzhaft, 200 hochgradiger Schmerz, geschluckt.	20	20	(Thrombus)	42	20	20

In der Glocke für verdünnte Luft, in welcher vom gewöhnlichen Atmosphärendruck aus beliebige Luftverdünnung hergestellt werden kann, bekommt man bei geringer Druckabnahme das Gefühl von Völle im Ohre, ebenfalls mit Dämpfung der Schallperception. Dieses Gefühl wird bei einzelnen schon sehr frühzeitig, bei anderen erst bei etwas stärkerer Druckverminderung plötzlich mit einem Rucke beseitigt, der medicinisch Gebildete hat die Empfindung, dass Luftaustritt aus der Trommelhöhle erfolgt, wodurch der normale Zustand wieder eintritt. Man kann sich dieses Gefühl jeder Zeit selbst verschaffen, wenn man sich beim Valsavaschen Versuch durch kräftigen Exspirationsdruck die Trommelhöhle mit Luft füllt; es tritt hierdurch dasselbe Gefühl von Völle und Schalldämpfung ein wie in der Glocke, meist von selbst, bei willkürlicher Contraktion der Gaumenmuskeln oder beim Schlingakte tritt mit einem Rucke das normale Verhalten wieder ein, was wohl kaum anders gedeutet werden kann, als durch den Austritt der überflüssigen Luft aus der Trommelhöhle. Von den meisten wird die Empfindung als das Platzen einer Blase angegeben und möchte auch ich die Erscheinung als den Austritt von Luftblasen aus der Trommelhöhle bezeichnen. Dieses Austreten von Luftblasen erfolgt, wie aus der Tabelle hervorgeht, meist schon bei geringer Druckabnahme, indem dasselbe in mehreren Fällen schon bei —10, in einem Falle sogar bei —6 Mm. Hg beobachtet werden konnte, in den

[1] Wegen heftiger Stirnkopfschmerzen kann nicht weiter gesteigert werden.

meisten Fällen zwischen —20—40 Mm. Der höchste negative Druck, welcher erforderlich war, fand sich bei mir, indem ein Mal 50 Mm. erforderlich waren, während der negative Druck an anderen Tagen nur 30—40 Mm. zu betragen brauchte. Ist eine Luftblase ausgetreten und sinkt der Druck weiter, so tritt wieder Völle und Dämpfung im Ohre ein bis wieder eine Blase austritt. Je schneller der Druck sinkt, um so häufiger wiederholt sich das Austreten von Luftblasen in unregelmässigen Zwischenräumen. Häufig ist die Erscheinung zu beobachten, dass bei schneller Druckabnahme zuerst einzelne Blasen austreten, dann eine Reihe rasch nacheinander, so dass sie nicht gezählt werden können, dann folgen wieder einzelne Blasen, sodann wieder eine Reihe Blasen nach einander u. s. w. Beim rasch sich folgenden Austreten der Luftblasen hat man die Empfindung des fortgesetzten Hin- und Herflatterns des Trommelfells. Laien bezeichnen die Erscheinung mit den Lokalausdrücken für derartige Erscheinungen, es truddle fortwährend in den Ohren etc. Schmerz durch Spannung des Trommelfells nach aussen tritt auch bei hochgradigem negativem Druck in Folge des frühzeitigen Austrittes von Luft aus der Trommelhöhle nicht auf, weil eben kein erheblicher Druckunterschied zwischen Trommelhöhlen- und äusserer Luft zu Stande kommt.

Bei zu verschiedenen Zeiten ausgeführten Untersuchungen schwankten bei mir die Werthe für den ersten Austritt einer Luftblase zwischen 30 und 50 Mm. Hg. Bei wiederholten Versuchen an Anderen waren die Unterschiede geringer, so dass wir jedenfalls mit ziemlicher Genauigkeit zu bestimmende Werthe für die Durchgängigkeit der Tuben in dieser Richtung, d. h. von der Trommelhöhle nach dem Nasenrachenraume bekommen. Es ist naheliegend, dass schon Aenderungen der Beschaffenheit oder der Menge von Sekret, welches sich in den Tuben befindet, den Widerstand, welchen sie für den Luftdurchtritt bieten, beeinflussen können, ebenso wird auch die Beschaffenheit der Schleimhaut und vielleicht auch verschiedene Lagerung der Muskeln in ihrer Ruhestellung eine Aenderung der Durchgängigkeit herbeiführen können.

Dieselben Erscheinungen wie in der Glocke für verdünnte Luft bei abnehmendem Drucke sind zu beobachten in der Glocke für komprimirte Luft, wenn, nachdem der Druck sein Maximum erreicht hat, derselbe wieder abnimmt.

Die Widerstände, welche die Tuben für den Luftdurchtritt in der Richtung von der Trommelhöhle nach dem Nasenrachenraum bieten, sind somit individuell verschieden, immer gering, während bei Einwirkung höheren positiven Druckes im Nasenrachenraum kein Luftdurchtritt nach der Trommelhöhle stattfindet, also die Tuben sich geschlossen zeigen.

Ich habe demnach die Ansicht ausgesprochen, dass sich die Tuben in der Ruhestellung ihrer Muskulatur wie Klappen verhalten, die nach dem Nasenrachenraume sich öffnen, bei erhöhtem Drucke im Nasenrachenraume geschlossen bleiben. D. h. sie verhalten sich vollkommen wie Röhren, die am einen Ende feste Wandung mit offenem Lumen, auf der anderen Seite schlaffe Wandungen haben. Findet an dem starrwandigen Ende der Röhre erhöhter Druck statt, so wird derselbe nur sehr gering zu sein brauchen, um den Widerstand der sich lose berührenden membranösen Wände zu überwinden. Ist dagegen am membranösen Ende der Röhre erhöhter Druck vorhanden, so werden die membranösen Wandungen zusammengepresst und der Luftdurchtritt durch die Röhre auch bei Einwirkung beträchtlicher Druckstärke gehindert, indem ein luftdichter Verschluss der als Klappe funktionirenden Röhre eintritt.[1]

Es wären nun noch Fälle zu erwähnen, welche nach zwei Richtungen hin die Grenze des normalen Verhaltens bilden, einerseits solche, bei welchen nahezu offenstehende Tuben vorhanden sind, die nur sehr geringen Widerstand für den Luftdurchtritt bieten, andererseits Fälle, bei welchen die Tuben auch beim Schlingakte den Luftdurchtritt nur in spärlicher Weise gestatten.

Bei einem Collegen (L. der Tabelle) fanden sich folgende Erscheinungen. Während in der Glocke für verdichtete Luft bei ansteigendem Drucke wie gewöhnlich die Empfindung von Dumpfheit und Spannung im Ohre auftrat, wurde l. bei 40, r. bei 80 Mm. Hg mit einem Rucke Lufteintritt bemerkt, indem plötzlich das Gefühl der Spannung beseitigt wurde. Bei weiterer Drucksteigerung wiederholte sich der Lufteintritt, je nachdem das Ansteigen rascher oder langsamer erfolgte in kleineren oder grösseren Zwischenräumen. Da auf diese Weise kein wesentlicher Druckunterschied zwischen Trommelhöhlen und äusserer Luft zu Stande kam, trat auch der sonst stets beobachtete Schmerz nicht auf. Es liegt darin eben der Beweis, dass die subjektive Empfindung des Lufteintrittes in der That durch den Lufteintritt bedingt ist, da andernfalls der Schmerz zu Stande kommen müsste. Bei absteigendem Drucke wurde schon bei geringer Druckminderung bei —12—20 Mm. Hg das Austreten von Luftblasen empfunden und folgten sich bei rasch abnehmendem Drucke die Luftblasen so rasch nach einander, dass ein fast ununterbrochenes Hin- und Herflattern des Trommelfells empfunden wurde. In diesem

[1] Bereits Funke hebt dieses Verhalten in der 2. Auflage seines Lehrbuches (1858) S. 122 hervor, „das Berühren der Tubenwände ist so leicht, dass es das Ausweichen der Luft aus der Paukenhöhle nach dem Rachen zu nicht hindert, wohl aber die umgedrehte Bewegung.“ Später kam Politzer durch seine Versuche zu derselben Anschauung.

Falle war somit der Schlingakt nicht erforderlich, um bei ansteigendem Luftdrucke den Luftaustausch zwischen Trommelhöhlenluft und äusserer Atmosphäre herbeizuführen; wurde der Schlingakt ausgeführt, so konnte dadurch der Eintritt der Luftblasen bevor derselbe spontan erfolgte, willkürlich hervorgerufen werden. Dasselbe geschah auch bei sonstigen willkürlichen Contraktionen der Tubengaumenmuskulatur und beim Phoniren. Bei vorhandenem Schnupfen musste zum Luftaustausch der Schlingakt zu Hilfe genommen werden, war somit die Durchgängigkeit der Tuben erschwert. Bei einer zu anderer Zeit vorgenommenen Untersuchung konnte dagegen constatirt werden, dass nur im Anfange der Drucksteigerung das Eintreten der Luftblasen erfolgte, während dasselbe aufhörte bei Einwirkung höherer Druckstärken, ohne dass die Empfindung von Spannung und Dämpfung im Ohre auftrat. Ebenso war beim Abfallen des Druckes, nachdem derselbe sein Maximum erreicht hatte, anfänglich kein Austreten von Luftblasen vorhanden und trat dasselbe erst auf, als sich der Druck wieder dem normalen Atmosphärendruck näherte. Es musste in diesem Falle ein freier Luftaustausch zwischen Trommelhöhlen- und äusserer Luft angenommen werden. Es genügte die Einwirkung hochgradigen Druckes auf die Schleimhaut, um die Tube frei durchgängig zu machen.

Diese abnorm leichte Durchgängigkeit der Tuben zeigte sich auch bei der Ausführung des Valsalva'schen Versuches, indem sich beide Trommelfelle von Beginn der Drucksteigerung an langsam vorwölbten, was ich schon früher als einen Beweis bezeichnete, dass die Tuben nahezu offen stehen, da bei normalem Verhalten Druckstärken von 20—40 Mm. Hg erforderlich sind, um ein plötzliches Nachaussentreten der Membranen herbeizuführen[1]. Ausserdem waren bei dem betreffenden Herrn Collegen Respirationsbewegungen der Trommelfelle bei forcirter Athmung zu bemerken, indem bei der Inspiration eine Einwärtsziehung, bei der Exspiration ein Nachaussentreten der Membranen bei blosser Besichtigung zu erkennen war[2].

An der anderen Grenze der Durchgängigkeit der Tuben im normalen Zustande scheinen Fälle zu liegen, wie ich einen der Mittheilung eines Herrn Collegen S. verdanke, ohne dass ich jedoch eine genauere Untersuchung vornehmen konnte. Derselbe vollständig normalhörend besuchte wegen eines Lungenleidens das pneumatische Kabinet für verdichtete Luft.

---

[1] Vgl. Virchows Arch. Bd. 70. S. 450.

[2] Es wäre möglich, dass diese abnorm leichte Durchgängigkeit der Tuben bei Hrn. Kollegen L. dadurch herbeigeführt wurde, dass derselbe sich häufig im pneumatischen Kabinet aufhalten musste, wodurch eine Erweiterung der Tuben herbeigeführt worden wäre.

Bei mässig rascher Drucksteigerung stellten sich Schmerzen im Ohre ein, welche trotz fortgesetzter Schlingbewegungen im Ohre nicht vollständig beseitigt werden konnten, es trat zwar etwas Erleichterung ein nach jedesmaligem Schlingakte, aber zum vollständigen Schwinden konnten die Schmerzen nicht gebracht werden, sodass auf eine Fortsetzung der Kur verzichtet werden musste. Die gleiche Beobachtung machte Herr College S., wenn er bei Gebirgstouren von hohen Bergen herabstieg; auch hier trat hochgradige Schmerzhaftigkeit in beiden Ohren auf, die durch häufig wiederholte Schlingbewegungen nur gemildert, nicht gänzlich beseitigt werden konnte. Erst nach längerem Aufenthalte im Thale kamen die Schmerzen ganz zum Schwinden[1]. Durch den Valsalva'schen Versuch fühlte sich Herr College S. mehr erleichtert als durch den Schlingakt, ohne dass jedoch durch denselben die Schmerzhaftigkeit vollständig beseitigt werden konnte.

Da bei diesem Herrn Collegen normales Gehör besteht, trotzdem die Durchgängigkeit der Tuben eine sehr erschwerte ist, indem durch die einzelnen Schlingakte nur minimale Quantitäten Luft in die Trommelhöhlen treten, so ergiebt sich daraus, dass unter gewöhnlichen Verhältnissen überhaupt schon der Eintritt sehr geringer Luftquantitäten in die Trommelhöhlen genügt, um normale Funktion des Hörorgans zu erhalten.

Dass beim Schlingakte nur kleine Quantitäten Luft in die Trommelhöhlen eintreten, geht auch aus der Erfahrung im Kabinet hervor, dass häufig ein einzelner Schlingakt nicht genügt, sondern dass mehrere Schlingakte ausgeführt werden müssen, um die Druckerscheinungen zu beseitigen. Es werden eben die Tuben während des Schlingaktes und zwar wie wir später zeigen werden während der maximalen Contraktion der Muskulatur nur für einen kurzen Moment geöffnet. Für eine genaue Beurtheilung, wie oft Luftzufuhr in die Trommelhöhlen erforderlich ist, oder welche Luftquantitäten genügen, um die Hörorgane funktionsfähig zu erhalten, fehlen uns die Anhaltspunkte.

Es wurde als Beweis, dass auch auf andere Weise als durch den Schlingakt Luftaustausch zwischen Trommelhöhlenluft und äusserer Atmosphäre stattfinde der Umstand angeführt, dass, wenn dies nicht der Fall wäre, Morgens nach dem Schlafe Schwerhörigkeit vorhanden sein müsste und dass Leute, welche nicht schlingen, z. B. beim Aushungern, schwerhörig werden müssten. Während allerdings bei erkrankter Trommelhöhlen-

[1] Carus bemerkte beim Besteigen hoher Berge eine Spannung im Ohre und nach einer gewissen zurückgelegten Höhe ein Knacken im Ohre, was sich ungefähr auf 600′ Höhenunterschied wiederholte. (Bericht über die Versammlung der Naturforscher in Jena. S. Handb. d. Physiol. von Joh. Müller S. 451.)

schleimhaut die Luftresorption resp. Dekomposition ziemlich rasch je nach dem Krankheitsprocess verschieden eintritt, ist anzunehmen, dass diese Resorption bei gesunder Schleimhaut nur sehr langsam stattfindet und ein Luftaustausch nur sehr selten erforderlich sein wird[1]. Die Annahme, dass Hungernde den Schlingakt so selten ausführen sollen, dass dadurch Schwerhörigkeit entstehen könnte, bedarf wohl keiner Widerlegung.

Dass in der Taucherglocke Schwerhörigkeit und Schmerzempfindung eintritt, ist längst bekannt, und wurde dies bereits von Joh. Müller durch Spannung des Trommelfells, hervorgebracht durch den auf demselben lastenden Druck erklärt. Ebenso ist durch die Erfahrungen in den Taucherglocken bekannt, dass die Spannung und der Schmerz, welcher durch den auf dem Trommelfelle lastenden Druck hervorgerufen wird, durch den Schlingakt beseitigt werden kann[2].

Mit den Beobachtungen von Magnus über das Verhalten des Hörorganes in komprimirter Luft stimmen die meinigen nicht überein. M. besuchte mit 4 andern Personen die Luftkammer, welche zum Arbeitsraum beim Brückenbau in Königsberg führte. Bei $^1/_3$ Atm. Ueberdruck (250 Mm. Hg) hatten 4 noch keine Empfindlichkeit in den Ohren, nur

---

1 Dass auch bei vollständigem Verschluss der Tuba Eustachii noch relativ gutes Hörvermögen vorhanden sein kann, wenn die Trommelhöhlenschleimhaut nur wenig oder gar nicht mit in den Krankheitsprocess gezogen war, zeigte mir ein Fall, bei welchem die rhinoskopische Untersuchung ein Fehlen des Pharyngealendes des Tubenknorpels in Folge syphilitischer Ulceration und eine vollständig glatte vernarbte Wandung des Nasenrachenraumes der betreffenden Seite ergab. Weder bei der rhinoskopischen Besichtigung noch bei gleichzeitiger Untersuchung mit der Sonde war eine Spur von einer Oeffnung zu finden, trotzdem wurde die Taschenuhr auf 20 Ctm., laute Sprache auf 5 Schritt Entfernung gehört. Das Trommelfell zeigte sich normal durchscheinend, mässig eingezogen.

2 Was die therapeutische Anwendung des Aufenthaltes in komprimirter Luft betrifft, so ist die Zeit noch nicht lange vorüber, wo eine grosse Anzahl Schwerhöriger die pneumatischen Kabinete besuchten, um dort Heilung ihrer Leiden zu suchen. Es ist nicht zu bezweifeln, dass in vielen Fällen vorübergehende Linderung der Symptome hierbei erzielt werden konnte, eine dauernde Besserung aber erscheint nur in den Fällen möglich, bei welchen in komprimirter Luft der Luftausgleich, der vorher nicht stattfinden konnte, erzielt wird. Es wird dies besonders von Magnus ausgesprochen, der durch seine Beobachtungen in komprimirter Luft zur Ueberzeugung kam, dass für die Therapie hauptsächlich der Moment des Luftausgleiches in Frage kommt. Magnus hebt jedoch mit Recht hervor, dass wir um dies zu erreichen einfachere und sicherer wirkende Mittel besitzen, als die pneumatischen Glocken. Hinton (Questions of Aural Surgery. London 1874. S. 100) schreibt von einem Falle, in welchem in komprimirter Luft dauernde Heilung einer Schwerhörigkeit eintrat; der Fall betraf einen jungen Mann, dessen Ohren „sich öffneten“ beim Hinabsteigen in der Taucherglocke. „Apparently a slight case of simple closure of the Eustachian tube.“

der 5. klagte über heftigen Druck. Erst bei höherem Drucke spürte M. selbst ein Gefühl von Völle im Ohre und spricht sich auf Grund dieser Erfahrung aus: „Die Schmerzempfindung ist also individuell verschieden.“ Bei meinen Untersuchungen hatten dagegen alle Personen, mit denen ich das Kabinet bestieg, mit Ausnahme des Herrn Kollegen L. mit nahezu offenstehenden Tuben, Schmerzempfindung, die schon bei einem Druck zwischen 100 und 200 Mm. Hg nicht mehr auszuhalten war. Wodurch die Unterschiede der beiderseitigen Beobachtungen bedingt sind, ist schwer zu entscheiden. Sollte M. seinen Versuchsgenossen nicht eingeschärft haben, den Schlingakt während des Ansteigens des Druckes zu vermeiden? Sollten bei der geringen Anzahl der Versuche von M. zufällig die Mehrzahl mit nahezu offenstehenden Tuben behaftet gewesen sein? Warum bei einzelnen Personen keine Schmerzen auftreten, konnte sich M. nicht erklären und glaubte er den Grund dafür in verschiedener Beschaffenheit des Trommelfells suchen zu müssen. Das Austreten von Luftblasen bei absteigendem Drucke wurde von M. nicht beobachtet.

Mach und Kessel (Sitz.-Ber. der kais. Akad. 1872) machten ebenfalls Versuche in einem Raume, in welchem verschiedener Luftdruck hergestellt werden konnte. Sie benutzten einen hölzernen Kasten, aus dem zwei Schläuche je zu einem saugenden und drückenden Blasebalg führten. Die Oeffnungen der Schläuche konnten beliebig geschlossen oder geöffnet werden, wodurch die Druckdifferenzen hervorgebracht werden konnten, die allerdings nur wenig beträchtlich waren, indem eine Druckerhöhung von 14 Cm. und eine Druckverminderung von 20 Cm. Wassersäule erzielt wurde. Die Verfasser beschränken sich auf die Angabe, dass das Trommelfell bei Druckschwankungen hin- und hergetrieben wird, als Beweis, dass die Tube gewöhnlich geschlossen ist. Für die grössten im Kasten hergestellten Druckdifferenzen war bei Mach die Tube schwach durchgängig (vermuthlich nur bei Einwirkung negativen Druckes. D. V.), denn die Trommelfelle kehrten auch bei fortbestehender Druckdifferenz langsam in ihre natürliche Lage zurück. Ausserdem machten sie die Beobachtung, dass durch den Schlingakt das Gefühl von Spannung im Ohr zum Verschwinden gebracht wird durch Ausgleich der Druckdifferenz.

Es wäre noch zu erwähnen, dass durch einen Katheter, dessen Spitze in die Tubenmündung eingeführt ist, die Lufteintreibung in das Mittelohr schon bei geringerem Drucke gelingt, als, wie wir sehen werden, zum Gelingen des Valsalva'schen Versuches erforderlich ist. Der hierbei erforderliche Druck ist wesentlich davon abhängig, wie weit die Spitze des Katheters in die Tubenmündung vorgeschoben werden kann. In vielen Fällen kann auf diese Weise ein freies Einströmen der Luft in die Trommelhöhle schon bei minimalem Druck festgestellt werden.

Kapitel 3.

Das Verhalten der Eustachi'schen Röhre bei der Respiration.

Schon Ph. H. Wolff[1] sprach die Ansicht aus, dass während der Athmung ein fortwährender Austausch zwischen der Athmungsluft und der in der Trommelhöhle enthaltenen stattfinde, indem er glaubte, dass sich die Druckschwankungen bei der Respiration auch im Mittelohre geltend machen müssen. Politzer[2] war der erste, der vermittelst seines Ohrmanometers Respirationsbewegungen des Trommelfells nachweisen konnte, indem er Schwankungen der Flüssigkeit im Ohrmanometer während der Respiration bemerkte und zwar ein geringes Sinken der Flüssigkeit bei der Inspiration und ein Steigen bei der Exspiration. Schon bei einfacher Besichtigung des Trommelfells festzustellende Respirationsbewegungen des Trommelfells hatten Lucae[3] und Schwartze[4] zuerst Gelegenheit zu beobachten. Von 2 Fällen, welche Lucae beschreibt, war bei dem einen eine Vorwölbung des Trommelfells bei der Exspiration, eine Einziehung bei der Inspiration vorhanden. Dasselbe Verhalten wurde bei dem Falle, welchen Schwartze veröffentlichte, constatirt. Bei dem 2. Falle Lucae's wurde das umgekehrte Verhalten beobachtet, ein Einsinken bei der Exspiration, eine Vorwölbung bei der Inspiration. Bei 30 Individuen, welche Lucae daraufhin mit dem Ohrmanometer untersuchte, fanden sich beide Bewegungsformen des Trommelfells ausgesprochen und zwar zeigte die bei weitem grössere Anzahl der Versuchspersonen eine positive Schwankung im Ohrmanometer bei der Inspiration, eine negative bei der Exspiration. Während also bei der Inspiration eine mit der Aspiration der Luft nach dem Thorax einhergehende Luftverdünnung im Nasenrachenraume eintritt, erfolgt eine Luftverdichtung in der Trommelhöhle, umgekehrt eine Luftverdünnung in der Trommelhöhle bei der Exspiration während der im Nasenrachenraume hierbei entstehenden Luftverdichtung. Dieses auffallende Verhalten erklärt Lucae durch die Wirkung des Musc. levat. palati mollis, „welcher in Folge seines Verlaufes an dem membranösen Theil der Tube entlang bei seiner Contraktion neben der Hebung des Gaumens auch eine Verengerung des Tubarlumens

1 Allgem. medic. Centralzeit. 1847. October. S. bei Moos, Klinik d. Ohrenkr. S. 29.

2 Sitzungsberichte der math.-naturw. Kl. der k. k. Akad. d. Wissensch. 1861. S. 433.

3 Ueber die Respirationsbew. des Trommelfells. Arch. f. O. Bd. I. S. 96.

4 Kleinere Mittheilungen. Arch. f. O. Bd. I. S. 139.

bewirken muss (Tortoal, Semeleder). Bei einer solchen Verengerung muss die in dem knorpelig membranösen Theil der Tube befindliche Luft eine Verdichtung erleiden und sowohl nach dem Pharynx als auch — wenn kein Hinderniss vorhanden — in die Trommelhöhle entweichen.“ Trotz dieser Erklärung, welche Lucae für das auffallende Verhalten des Trommelfells bei der Respiration giebt, kommt Lucae auf Grund seiner Beobachtungen zum Schlusse, „dass das Tubarlumen nicht allein während des Schlingaktes, sondern schon bei einfacher Respiration durchgängig ist“[1]. Lucae hielt diese Anschauung auch aufrecht gegen die Einwände Politzer's, der dieselbe als irrthümmlich bezeichnete und das Offenstehen der Tuben bei der Respiration nur für einzelne Fälle gelten liess[2].

Aufs gründlichste wurde die Wirkungsweise der beiden Tubenmuskeln durch v. Tröltsch[3] erörtert, nach ihm besteht die Wirkung des Tensor veli, der mit einem Theile seiner Fasern von der membranösen Wand und zwar von ihrem äussern Ende bis nahe der Rachenmündung entspringt, darin, dass bei jeder Contraktion dieser Muskelfasern „die membranöse Tube in ihrer ganzen Länge ausgiebig von der gegenüberliegenden Knorpelwand abgezogen, die auf einander haftenden Schleimhautflächen von einander getrennt und so der Tubarkanal erweitert resp. klaffend gemacht wird“. Nach späteren Untersuchungen Rüdinger's setzt sich der Tensor veli palatini hauptsächlich an dem nach unten und innen gerichteten stumpfen Ende des lateralen Knorpelhakens an, ohne dass seine Muskelfasern anders als durch zwischenliegendes Bindegewebe mit der häutigen Tubenwand in Verbindung ständen und würde die Erweiterung des Tubarlumens dadurch eintreten, dass der bewegliche laterale Tubenknorpel und mit ihm auch die membranöse Tubenwand nach unten und aussen gezogen werde. Der Levator veli dagegen, dessen Fasern parallel zur Tubenachse, der membranösen Wand anliegend verlaufen, muss, indem er bei der Contraktion eine Dickenzunahme erleidet, das Lumen der Tube verengern.

---

1 Zur Funktion ber Tuba Eustachii. Archiv f. Ohrenh. Bd. III. S. 175.

2 Jago kommt durch an sich selbst und bei Anderen angestellte Versuche zur Ueberzeugung, dass es fruchtlos sei, auf diesem Wege kleine Bewegungen des Trommelfells festzustellen zu suchen, da durch jede Bewegung des Manometers und durch die Bewegungen des Unterkiefers, welche das Lumen des äusseren Gehörganges ändern, Fehlerquellen entstehen. „Thus my conclusion that the manometer in its present form is worthless for the purpose of studying the movement of the drumhead and the passage of air-currents into and out of the drum. Journal of Anatomy and Physiology.“ Vol. III. S. 347.

3 Beiträge zur anat. u. phys. Würdigung der Tuben- und Gaumenmuskulatur. Archiv f. Ohrenh. Bd. I. S. 15.

Wir haben demnach zwei Muskeln, welche in der ganzen Länge der knorpelig-membranösen Tuba Aenderungen des Lumens derselben herbeiführen können und zwar eine Erweiterung oder eine Verengerung des Lumens, je nachdem der eine oder der andere Muskel zur Wirkung kommt oder seine Wirkung überwiegt. In wie weit sich die Pharyngealmündung an diesen Bewegungen betheiligt, lässt sich nicht sicher beurtheilen und ergiebt auch die direkte Besichtigung, wie ich in Kap. 7 zeigen werde, keine Anhaltspunkte hierfür. Dass in der Norm der äussere Theil der knorpelig-membranösen Tuba ein offenstehendes Lumen hat, scheint aus den bereits erwähnten Untersuchungen von Rüdinger und Mayer hervorzugehen, denen sich Moos[1] anschliesst, indem er im Stande war nachzuweisen: „dass im oberen Theil der Eustachi'schen Röhre ein individuell verschieden, immerhin aber beträchtlich langes und nach Mayer's Messungen 0,4—0,5 Mm. breites offenes Kanälchen besteht.“ Ebenso fand Politzer[2] an Querschnitten erhärteter Präparate in den oberen, dem knöchernen Theile nahe gelegenen Parthieen der knorpeligen Tuba einen kleinen Raum, dessen Wände sich nicht berühren. Es lässt sich nicht bezweifeln, dass die Veränderungen des Lumens der Tuba zu allerdings minimalen Druckschwankungen in der Trommelhöhle zu führen im Stande sind, die sich durch Lageveränderungen des Trommelfells aussprechen können. Es erscheint somit die von Lucae gegebene Erklärung des Zustandekommens der von ihm beobachteten Schwankungen im Manometer vollkommen richtig. Dagegen erscheint es nicht gerechtfertigt aus diesen Beobachtungen den Schluss zu ziehen, dass bei der Respiration ein Luftaustausch zwischen Trommelhöhlen- und Rachenluft stattfinde. Der Umstand, dass in weitaus den meisten Fällen die am Manometer sichtbaren Schwankungen in Widerspruch stehen mit den Druckschwankungen im Nasenrachenraume bei der Respiration erscheint mir, wenn die Schwankungen des Manometers überhaupt durch Trommelfellbewegungen bedingt sind, als Beweis für ein Geschlossensein der Tuben während der Respiration. Würde ein Luftaustausch stattfinden, so müsste bei der Inspiration eine negative Schwankung im Ohrmanometer, eine positive bei der Exspiration zu beobachten sein.

Ich möchte noch hervorheben, dass das von Lucae angewandte Manometer so empfindlich ist, dass bei fast allen Untersuchten Pulserscheinungen beobachtet werden konnten, die in einzelnen Fällen so bedeutend waren, dass sie die Untersuchung der Respirationsbewegungen des Trommelfells vollständig verhinderten.

---

[1] Beiträge etc. S. 33.

[2] Lehrbuch S. 60.

Lucae konnte bei denjenigen seiner Versuchspersonen, bei welchen bei der Exspiration Einziehung, Vorwölbung bei der Inspiration mit dem Ohrmanometer festgestellt wurde, beobachten, dass auch Bewegungen des Gaumensegels und zwar Heben bei der Inspiration, Sinken bei der Exspiration vorhanden waren. Bei den Fällen zweiter Art, bei denen das Trommelfell ein den Druckschwankungen bei der Respiration entsprechendes Verhalten zeigte, fanden entweder „gar keine Bewegungen des Gaumensegels statt oder waren dieselben durchaus unregelmässig und bestanden in keinem Falle in einem regelmässigen Steigen und Sinken". Da die Niveauveränderungen des Gaumensegels durch den Levator veli bedingt werden, wird dadurch entsprechend dessen anatomischer Lagerung eine Verengerung des Lumens der Eustachi'schen Röhre bewirkt. Findet kein Sinken und Steigen des Gaumensegels, also auch keine Contraktion des Levator statt, so überwiegt der Tensor veli und ist im Stande entsprechend seiner Verbindung mit der Tube hauptsächlich den äusseren und mittleren Theil derselben zu erweitern, ohne dass sich die Tubenmündung hierbei zu betheiligen braucht[1].

Der sicherste Beweis, dass für gewöhnlich bei der Respiration kein Luftaustausch zwischen Trommelhöhlen- und Rachenluft stattfindet, sind meine Beobachtungen im pneumatischen Kabinet, da in demselben auch bei langsam ansteigendem Drucke die Einwärtswölbung des Trommelfells und die Schmerzempfindung im Ohre auftritt, die nur durch den Schlingakt gehoben werden kann. Fände Luftaustausch bei der Respiration statt, so könnte kein Druckunterschied zwischen der Luft beider Höhlen entstehen.

Häufig ist man in der Lage Beobachtungen an Ohrenkranken anzustellen mit Trommelfellperforation und Exsudat in der Trommelhöhle, wie ich sie bereits in meiner ersten Veröffentlichung meiner Druckbestimmungen mitgetheilt habe[2]. Bei einem Patienten konnte ich folgende Erscheinung beobachten. „Hinter der nicht ganz linsengrossen Perforation in der Mitte der vorderen Hälfte des Trommelfells findet sich bei der Untersuchung seröse Flüssigkeit, die am unteren Perforationsrande einen Lichtreflex zeigt: Dieser Lichtreflex zeigte bei geringem Respirationsdruck und beim Schlingakte ausgiebige Niveauschwankungen, ohne dass jedoch Luftdurchtritt durch die Tuba stattfand, d. h. ohne dass das Platzen oder Sichtbarwerden von durchtretenden Luftblasen ein-

---

[1] Es ist meiner Ansicht nach auch nicht zu bezweifeln, dass die manometrisch nachgewiesene Einziehung des Trommelfells, welche beim Valsalva'schen Versuche der Vorwölbung vorangeht und ebenso die Vorwölbung, welche dem sog. Toynbeeschen Versuche vorangeht, auf die erörterte Weise erklärt werden kann.

[2] Virchow's Archiv Bd. LXX. S. 455.

trat, was erst bei höheren Druckstärken erfolgte." Auf Grund derartiger häufig anzustellenden Beobachtungen erschien mir die Ansicht von Mach und Kessel, dass Bewegungen des Trommelfells durch ein Verschieben der in der Tuba vorhandenen Flüssigkeitssäule hervorgerufen werden können als im höchsten Grade wahrscheinlich. Diese Schwankungen der Flüssigkeitssäule werden durch die Aenderungen des Lumens der knorpelig-membranösen Tuba bedingt, während bei fehlender Flüssigkeit, also im normalen Zustande, nach den obigen Auseinandersetzungen die Exkursionen der Trommelfelle dadurch bedingt werden können, dass die in dem knorpelig-membranösen Theil der Tuben enthaltene Luft nach der Trommelhöhle getrieben wird und wieder nach demselben zurückkehrt.

In zwei Fällen, wo ich Gelegenheit hatte Trommelfellbewegungen bei blosser Besichtigung des Trommelfells zu beobachten, konnte gleichzeitig überhaupt eine abnorm leichte Durchgängigkeit der Tuben festgestellt werden. Der eine Fall betraf einen Patienten, bei dem nach längst abgelaufener Otorrhoe eine dünne Trommelfellnarbe zurückgeblieben war; bei der Inspiration wölbte sich dieselbe stark nach einwärts, bei der Exspiration stark nach auswärts. Als ich die zum Valsalva'schen Versuche erforderliche Druckstärke bestimmte, zeigte sich, dass schon von Beginn der Drucksteigerung an die Narbe sich vorwölbte. Dasselbe war zu beobachten bei Herrn Kollegen L., der bereits oben erwähnt wurde, bei demselben wölbte sich ebenfalls beim Valsalva'schen Versuche von Beginn der Drucksteigerung an das Trommelfell vor, die Trommelfellexkursionen erfolgten in Einklang mit den Druckschwankungen im Nasenrachenraume bei der Respiration. Ausserdem zeigten sich die Tuben auch im pneumatischen Kabinet abnorm leicht durchgängig. Die Widerstände, welche die Tuben in beiden Fällen dem Luftdurchtritte darboten, waren somit abnorm gering und können dieselben bei der Respiration durch die geringen Druckschwankungen im Nasenrachenraume, unterstützt durch schwache Muskelkontraktionen, welche bei der Respiration stattfinden, überwunden werden. Hierbei kann ein Luftaustausch zwischen Trommelhöhlen und Rachenluft stattfinden. Respirationsbewegungen des Trommelfells, welche nachzuweisen sind bei schwerdurchgängigen Tuben, wenn zum Gelingen des Valsalva'schen Versuches höhere Druckstärken erforderlich sind, wenn in komprimirter Luft kein Lufteintritt in die Trommelhöhlen stattfindet und vollends, wenn in pathologischen Fällen auch beim Politzer'schen Verfahren höhere Druckstärken erforderlich sind, um Luft in die Trommelhöhlen einzutreiben, können nicht durch die nach der Trommelhöhle fortgepflanzten Druckschwankungen, welche bei der Respiration im Nasenrachenraume entstehen, bedingt sein, da dieselben nicht genügen, die beträchtlichen Widerstände in den Tuben zu überwinden.

Ich glaube somit, dass zweierlei Arten von Respirationsbewegungen des Trommelfells unterschieden werden müssen.

1) Wenn die Annahme, dass die Manometerschwankungen Trommelfellbewegungen entsprechen, richtig ist, solche, bei denen kein Luftaustausch zwischen Trommelhöhlen- und Rachenluft stattfindet. Dieselben sind am häufigsten und können in der Regel nur mit dem äusserst empfindlichen Ohrmanometer und nur unter besonders günstigen Verhältnissen durch die blosse Besichtigung des Trommelfells nachgewiesen werden. Die Schwankungen am Manometer zeigen nach Lucae in weitaus den meisten Fällen ein den Druckschwankungen im Nasenrachenraum entgegengesetztes Verhalten.

2) Solche, bei denen Luftaustausch zwischen Trommelhöhlen- und Rachenluft vorhanden ist. Diese Respirationsbewegungen sind seltener und können bei blosser Besichtigung des Trommelfells beobachtet werden. Dieselben finden statt in Einklang mit den Druckschwankungen im Nasenrachenraume. Bei der Untersuchung der Tuba zeigt dieselbe abnorm leichte Durchgängigkeit.

Kapitel 4.

Durchgängigkeit der Eustachi'schen Röhre beim Valsalva'schen Versuche.

Während ich früher der Ansicht zugeneigt hatte, dass beim Valsalva'schen Versuche Ruhestellung der Tubenmuskulatur vorhanden sei, indem in dieser der im Thorax hervorgebrachte Exspirationsdruck auf die Tubenmündungen einwirke, musste ich mich durch die Beobachtungen im pneumatischen Kabinet überzeugen, dass dies nicht der Fall ist. Da im pneumatischen Kabinet, wie wir gesehen haben, auch bei beträchtlichen Druckeinwirkungen kein Luftdurchtritt nach der Trommelhöhle erfolgt, muss, da beim Valsalva'schen Versuche der Luftdurchtritt schon bei geringen Druckstärken gelingt, durch die Muskulatur in den Tuben eine Veränderung hervorgebracht sein, welche die Durchgängigkeit erleichtert.

Das Ergebniss meiner ersten Versuche den Druck zu bestimmen, welcher erforderlich ist, um den Lufteintritt in die Trommelhöhlen gelingen zu lassen, lässt sich dahin zusammenfassen, dass beim Valsalva'schen Versuche:[1]

1) im Durchschnitt die Luft bei einem Drucke von 20 bis 40 Mm. Hg in die Trommelhöhlen tritt;

2) dass bei Nasenrachenkatarrh beträchtlich höhere Druckstärken erforderlich sind, oder dass der Lufteintritt überhaupt nicht gelingt beim Maximum des erreichten Exspirationsdruckes, ohne dass eine Beeinträchtigung der Hörfunktion vorhanden zu sein braucht;

3) dass in einzelnen Fällen die Tuben nahezu offenstehen, indem schon von Beginn der Drucksteigerung an das Trommelfell sich vorwölbt.

Durch meine neueren Untersuchungen wurden diese früheren Resultate durchaus bestätigt, und dürfte es hier am Platze sein die Art und Weise, wie ich bei den Untersuchungen vorging, etwas ausführlicher zu besprechen.

Am zweckmässigsten wird die Nase vermittelst des von mir bereits beschriebenen Ansatzstückes, der Doppelolive[2], mit dem Quecksilbermanometer in Verbindung gesetzt. Die Doppelolive besteht aus zwei einfachen Oliven, die mit einem dicken biegsamen Drahte mit einander verbunden sind. Je nachdem die Spitzen der Oliven einander genähert oder von einander entfernt werden, passt das Ansatzstück für kleinere oder grössere Nasenöffnungen und kann bei Kindern und Erwachsenen verwendet werden. Vermittelst eines gabelförmig sich spaltenden Gummischlauches geht die Luft zum Manometer. Es wird die Doppelolive durch leichten Druck in die Nasenöffnungen gepresst und ist es nicht erforderlich, die Nasenflügel zusammenzudrücken.

Viele Personen sind anfänglich nur schwer im Stande einen genügenden Druck in Nase und Nasenrachenraum hervorzubringen, indem dieselben anstatt hauptsächlich nur die Exspirationsmuskeln in Wirkung zu bringen, die Rachen- und Gaumenmuskulatur zusammenpressen, so dass

---

1 In einem Referate über meine Druckbestimmungen hebt Jakoby besonders hervor (Archiv f. Ohrenh. Bd. XIV. S. 55), dass schon vor meinen Untersuchungen Luftdruck manometrisch gemessen worden sei. Es ist dies gewiss richtig, da ja sowohl in der Industrie als auch in der Wissenschaft, speciell auch in der Ohrenheilkunde, die manometrische Bestimmung des Luftdruckes schon längst in alltäglichem Gebrauche steht. Vgl. Archiv f. Ohrenh. Bd. XIII. S. 2.

2 Ueber eine neue Untersuchungsmethode des Gehörorgans. Archiv f. Ohrenh. Bd. XIII. S. 3.

einerseits nur sehr geringer Exspirationsdruck erzielt wird, andererseits das Gaumensegel den Rachen vom Nasenrachenraume abschliesst. Man mache daher stets die Versuchsperson darauf aufmerksam, im Halse nicht mitzupressen, sondern zuerst tief einzuathmen, dann kräftig bei geschlossenem Munde auszuathmen. Misslingt auch dann der Versuch, so kam ich gewöhnlich rasch zum Ziele, wenn ich die Oliven etwas lockerte und Luft aus der Nase strömen liess, wodurch die Entspannung der Muskulatur des Gaumens von selbst erfolgte.

In anderen Fällen tritt während des Valsalva'schen Versuches, besonders wenn höhere Druckstärken erforderlich sind, unwillkürlich eine Contraktion der Tubengaumenmuskulatur ein, wodurch die Durchgängigkeit der Tuben geändert wird. Ich habe deshalb schon bei meinen ersten Versuchen hervorgehoben, dass in einzelnen der von mir untersuchten Fälle die gefundenen Druckhöhen etwas zu klein ausgefallen sein dürften, da es nicht immer mit Sicherheit gelinge, eine Contraktion der Gaumenmuskeln auszuschliessen. Wir haben daher bei den Untersuchungen darauf zu achten, dass die Tubengaumenmuskulatur so wenig als möglich contrahirt wird. Auf diese Weise gelingt es, bestimmte Werthe für die Durchgängigkeit der Tuben beim Valsalva'schen Versuche zu erhalten und ergeben sich bei wiederholten Versuchen nur geringe Differenzen.

Bisweilen kommt es vor, dass zum erstmaligen Gelingen des Valsalva'schen Versuches beträchtlicherer Druck erforderlich ist als bei den folgenden Versuchen, was sich erklärt durch Verklebung der Tubenwände durch zwischen denselben befindliches Sekret.

Die Untersuchungen, die ich anstellte, wurden alle vorgenommen im Stehen der Versuchspersonen bei gerade stehendem Kopfe, was mir wichtig scheint hervorzuheben, nachdem Lucae die interessante Entdeckung gemacht hat, dass bei nach rückwärts geneigtem Kopfe der Valsalva'sche Versuch schwerer gelingt als wenn derselbe nach vorwärts geneigt ist. Lucae spricht sich über den an sich selbst angestellten Versuch folgendermassen aus: „Das Valsalva'sche Experiment gelingt mir auf dem linken Ohre leichter wie auf dem rechten, indem meine linke Tuba wegsamer ist, als die der rechten Seite. Mache ich nun diesen Versuch bei nach rückwärts geneigtem Kopfe, so fühle ich nur in meinem linken Ohre die Anspannung des Trommelfells; neige ich jedoch dann plötzlich den Kopf stark nach vorn und unten, so strömt die Luft auch in die rechte Tuba mit deutlich wahrnehmbarer Anspannung des rechten Trommelfells. — Bei verschiedenen von mir untersuchten Personen gelingt jener Versuch zum Theil ebenfalls besser bei nach vorwärts geneigtem Kopfe; bei anderen scheint jedoch die Lage der Köpfe von keinem Einfluss zu sein."[1]

Diese Beobachtung Lucae's, dass sich die Durchgängigkeit der Tuben bei verschiedenen Stellungen des Kopfes verändert, lässt sich durch die manometrische Messung bestätigen und mag folgende kleine Tabelle als Beweis hierfür dienen.

Versuchsperson		Gesicht gerichtet				
		geradeaus	halb nach unten	ganz nach unten	halb nach oben	ganz nach oben
1.	l.	32	34	110	46	70
	r.	48	56	140	50	80
2.	l.	40	40	100	70	80
	r.	28	32	90	60	80
3.	l.	10	14	20	20	30
	r.	Trommelfell nicht zu beobachten wegen eines Thrombus seb.				
4.	l.	50	70	80	80	120
	r.	40	56	70	50	100

Die Zahlen bedeuten den Stand der Quecksilbersäule in Millimetern, bei welchem der Lufteintritt in die Trommelhöhlen erfolgte.

Aus der Tabelle geht hervor, dass in aufrechter Stellung und horizontaler Haltung des Kopfes die Durchgängigkeit der Tuben die beste ist, etwas erschwert ist dieselbe bei halb nach unten gerichtetem Gesicht und ebenso bei halb nach rückwärts gesenktem Kopfe. In letzterem Falle ist die Durchgängigkeit noch etwas stärker erschwert als in ersterem. Am schwersten durchgängig zeigen sich die Tuben, wenn das Gesicht gerade nach unten gerichtet ist in der Bauchlage und in der Rückenlage bei gerade nach oben gerichtetem Gesicht.[2]

Dieses somit nachgewiesene veränderliche Verhalten der Tuben bezüglich ihrer Durchgängigkeit schon bei Stellungsveränderungen des Kopfes

[1] Zur Funktion der Tuba Eustachii. Archiv f. Ohrenh. Bd. III. S. 179.

[2] Das veränderliche Verhalten der Tuben erklärt Lucae dadurch, dass die nach unten vorn den knorpeligen Theil der Tuba abschliessende membranöse Wand, wenn der Kopf nach vorn geneigt ist, durch die nach unten sinkenden Muskeln nach der gleichen Richtung gezogen wird, während bei nach hinten gebeugtem Kopfe die der membranösen Wand anliegenden Weichtheile kraft ihrer Schwere auf dieselbe einen Druck ausüben.

liefert den Beweis, dass die oben ausgesprochene Anschauung, dass die Tuben sich in ihrem knorpelig-membranösen Theile wie schlaffwandige Röhren verhalten, so dass bei Drucksteigerungen im Nasenrachenraume das Lumen zusammengepresst wird, durch die Beschaffenheit der Tuben und ihrer Umgebung ermöglicht ist.

Im vorhergehenden Kapitel glaube ich den Nachweis geliefert zu haben, dass die Respiration für gewöhnlich nicht im Stande sei einen Luftaustauch zwischen Trommelhöhle und äusserer Atmosphäre zu bewirken. Durch die Erschwerung der Durchgängigkeit der Tuben in der Rückenlage dürfte vollends die Annahme hinfällig werden, dass während des Schlafes, da hierbei nicht geschluckt wird, der Luftaustausch durch die Respiration stattfinde.

Beim Valsalva'schen Versuche muss eine Veränderung der Elasticitätsverhältnisse der membranösen Tubenwand angenommen werden, indem eine geringe Contraction der Muskeln genügt der Wandung diejenige Festigkeit zu geben, dass die auf die Mündung unter bestimmtem Drucke einwirkende Luft durch die Tuba zu treten im Stande ist. Ob und in welchem Grade die Muskulatur ausserdem noch eine eröffnende Wirkung auf die Tuben ausübt, dürfte sich kaum entscheiden lassen.

Der Lufteintritt in die Trommelhöhle wurde bei meinen Versuchen festgestellt durch die direkte Beobachtung des Trommelfells, dessen Vorwölbung mit dem Eintritt der Luft festgestellt wurde. Am leichtesten sind die Niveauschwankungen der Membran bei gut ausgeprägtem Lichtreflexe an diesem zu erkennen, indem derselbe die mannigfachsten Veränderungen erleidet, in der Regel kleiner wird oder ganz verschwindet. Meist ist auch die Vorwölbung der ganzen Membran, besonders der hinteren Hälfte, zu beobachten. Der Stand des Manometers wurde in den meisten Fällen durch einen Kollegen, bei denjenigen Versuchspersonen, welche hierzu im Stande waren, durch dieselben selbst abgelesen. Ohne Ausnahme wurde von den Untersuchten der Lufteintritt in die Trommelhöhle selbst bemerkt, es gibt einen „Knack" im Ohre, wenn derselbe eintritt wird der Stand des Manometers abgelesen.

Da die Tubenlumina nicht nur im knorpelig-membranösen, sondern auch im knöchernen Theile grosse Verschiedenheiten zeigen, müssen auch die Luftquantitäten, die durch die Tuben gepresst werden können, individuell verschieden sein. Während in manchen Fällen die Vorwölbung des Trommelfells nur eine geringe ist, wird dasselbe in anderen Fällen stark nach aussen getrieben, ohne dass daraus jedoch ein Schluss auf die Weite des Tubenlumens gezogen werden könnte, da dabei besonders noch die Elasticitäts-Verhältnisse des Trommelfelles eine wesentliche Rolle spielen.[1]

Wie aus meinen Versuchen im pneumatischen Kabinet hervorgeht, findet in der Glocke für verdünnte Luft der Austritt von Luft aus der Trommelhöhle in manchen Fällen schon bei sehr geringem Druckunterschied statt, in einem Falle bei 6, bei anderen bei 10 bis 50 Mm. Hg negativem Drucke. Wird nun beim Valsalva'schen Versuche die Luft unter höherem Drucke in die Trommelhöhle gepresst, so wird ebenso wie in der Glocke der stärkere Druck in der Trommelhöhle in soweit ausgeglichen, als derselbe grösser ist als der Widerstand, welchen die Tuben für den Austritt bieten. Das Trommelfell wird demnach seiner früheren Lagerung sich wieder nähern.

Schon Joh. Müller[2] beobachtete diese Erscheinung indem er sich dahin ausspricht. „Habe ich die stärkere Spannung des Trommelfells durch Verdichtung der Luft der Trommelhöhle (Valsalva'scher Versuch) bewirkt, so tritt bei der Wiedereröffnung des Mundes oder der Nase gewöhnlich schnell wieder das Gleichgewicht der Luft der Trommelhöhle und der äusseren Luft ein und das Gehör stellt sich gewöhnlich sogleich her. Nur zuweilen erfolgt die Herstellung erst allmälig. Habe ich hingegen die Spannung des Trommelfelles durch Verdünnung der Luft der Trommelhöhle[3] (ein Versuch, der später von Toynbee unrichtig erklärt

---

[1] Als Erläuterung wie grosse Luftquantitäten bisweilen durch die Tuben getrieben werden können, dürfte ein von Itard (Traité des malad. S. 376) beobachteter Fall dienen: ein Soldat wettete mit seinen Kameraden, dass sie nicht errathen könnten, durch welche Körperöffnung er eine Flamme ausblasen könnte. Es gelang demselben eine vors Ohr gehaltene Lampe beim zweiten Versuche auszublasen. Die Trommelfellruptur war bei Gelegenheit der Explosion eines Pulvermagazins entstanden.

[2] Handbuch der Physiologie des Menschen. Bd. II. S. 436.

[3] Lucae führte für diesen Versuch die Bezeichnung Toynbee'scher Versuch ein (Archiv f. Ohrenh. Bd. IV. S. 189), von der Ansicht ausgehend, dass derselbe von diesem Autor zuerst beschrieben worden sei. Der Versuch besteht bekanntlich darin, bei geschlossener Mund- und Nasenöffnung eine Schlingbewegung auszuführen, wobei eine Empfindung von Druck im Ohre entsteht. Toynbee erklärte sich die Empfindung dadurch, dass Luft in das Mittelohr eingepresst werde, während bereits frühere Autoren die richtige, später von Politzer genauer präcisirte Anschauung hatten, dass hierbei eine Luftverdünnung im Ohre entstehe. Wollaston (Phil. Transact. 1820, s. bei Lincke Bd. I. S. 491) benützte den Versuch bereits zu interessanten Versuchen über Schallempfindung. Nach Wollaston kann, wenn man Mund und Nase schliesst, der Trommelhöhle bei angestrengtem Bemühen der grösste Theil der Luft entzogen werden, wodurch das Ohr für tiefe Töne unempfindlich wird ohne im mindesten das Vermögen höhere Töne wahrzunehmen zu verlieren etc. — Die

wurde) bewirkt, so dauert die Schwerhörigkeit gewöhnlich sehr lange an und während der ganzen Zeit fühle ich sehr deutlich eine Spannung des Trommelfells."

Lucae[1] hebt hervor, dass nach dem Schnäuzen das Trommelfell wieder in seine natürliche Lagerung zurückkehrt, indem er folgenden Versuch anstellt: „Beobachtet man nämlich das Trommelfell irgend eines Normalhörenden und lässt denselben bei gut fixirtem Kopfe die Nase schnäuzen, so sieht man bei jedem Exspirationsstosse eine deutliche ruckweise erfolgende Hervorwölbung des Trommelfelles, namentlich am hinteren oberen Quadranten. Man bemerkt dabei ferner, dass das Trommelfell mit Nachlass des Druckes schneller oder langsamer, ohne dass hierzu eine Schlingbewegung erforderlich ist, in seine natürliche Lage zurückkehrt." Bereits früher machte Cleland, wie ich schon in der Einleitung hervorgehoben habe, dieselbe Beobachtung beim Valsalva'schen Versuche, dass die Luft aus der Trommelhöhle nach einiger Zeit plötzlich verschwindet und zwar mit einem leisen Geräusch. Es ist dieselbe Erscheinung, welche ich oben als den Austritt von Luftblasen bezeichnet habe. Wenn man sich durch starken Exspirationsdruck beim Valsalva'schen Versuche die Luft im Mittelohre stark verdichtet, kann man sich diese Empfindung des Austrittes von Luftblasen leicht verschaffen, indem man hierbei häufig den Austritt mehrerer Blasen rasch nach einander beobachten kann. Ich glaube nicht, dass unter diesen Umständen bei normal durchgängigen Tuben der Austritt der Luft der Trommelhöhle durch die Tuben anders als ruckweise mit der Empfindung des Luftblasenaustrittes stattfinden kann. Ein gänzliches Zurückkehren des Trommelfelles in seine alte Lagerung findet in der Regel nicht statt, es bleibt noch das Gefühl von Druck und Völle im Ohre, wird nun nicht geschluckt, so vermindert sich diese Empfindung auch ohne dass der Austritt einer Luftblase erfolgt. Ich muss es dahingestellt sein lassen auf welche Weise dies geschieht, ob ein Theil der Luft resorbirt wird oder ob mit der Dauer des Eindruckes die Empfindung sich mindert. Die vollständige Rückkehr des Trommelfelles in seine frühere Lagerung konnte ich ohne Schlingakt nicht constatiren. Ich beobachtete Trommelfelle 5 Minuten lang und länger, bis der Reiz zum Schlingen die Beobachtung beendigte. Auch wenn die subjectiven Empfindungen undeutlich geworden oder geschwunden waren, konnte erst jetzt die Rückkehr des Trommelfelles in seine Lage vor dem Versuche festgestellt werden.

Beziehungen Toynbee's zu dem Versuche bestehen nur darin, denselben falsch erklärt zu haben.

[1] Virchow's Archiv Bd. LXIV. S. 483.

Es dürfte vielleicht hier noch erwähnt werden, dass Jago[1], welcher die Beziehungen zwischen Glottis und Eustachi'schen Röhren dahin zusammenfasst, dass die Eustachi'schen Röhren geschlossen sind, wenn die Glottis offen ist, und dass jeder Akt, welcher die letztere schliesst, die ersteren öffnet, bei dieser Gelegenheit erwähnt, dass die Tuben auch beim Ructus geöffnet werden und Luft in die Trommelhöhle dringt.

Kapitel 5.

Das Verhalten der Eustachi'schen Röhre bei der Phonation.

Da die direkte Besichtigung der Tubenmündung ergab, dass sich bei der Phonation der Tubeneingang verengere durch Vorwölbung des Levatorwulstes gegen das Knorpeldach, glaubte man annehmen zu dürfen, dass hierbei auch die Durchgängigkeit der Tuben erschwert sei. Ich habe bereits früher[2] hervorgehoben, dass durch die Phonation eine Erleichterung für den Luftdurchtritt erzielt wird und zwar in verstärktem Grade als beim Valsalva'schen Versuche. Dass keine vollständige Eröffnung eintritt wie beim Schlingakte, geht daraus hervor, dass im pneumatischen Kabinet auch beim kräftigsten Phoniren kein Luftdurchtritt erfolgt, während dies beim Schlingakte, wie wir sehen werden, ausnahmslos der Fall ist. Nur in einem Falle, bei dem eine abnorm offene Tuba vorhanden war, gelang der Luftdurchtritt auch bei der Phonation. Dass der Luftdurchtritt für gewöhnlich leichter, d. h. bei geringeren Druckstärken gelingt als beim Valsalva'schen Versuche, hatte ich erfahren, wenn ich bei Ausführung dieses Versuches den Exspirationsdruck nicht bis zum erforderlichen Maximum ansteigen liess, sondern schon bei geringerem Drucke phonirte. Da jedoch einerseits das Phoniren bei geschlossenem Mund und Nase erschwert ist und nur unvollkommen gelingt, andererseits die Druckschwankungen kein genaues Resultat ergeben, suchte ich nach einer sichereren Methode, um den erforderlichen Druck zu bestimmen. Meine in dieser Hinsicht unternommenen Versuche waren denn auch vom besten Erfolge gekrönt, so dass ich jetzt im Stande bin, die Durchgängigkeit der Tuben bei der Phonation mit vollständiger Genauigkeit festzustellen.

Meine Untersuchungsmethode, wie ich sie bereits in der Gesellschaft für

1 A. a. O. S. 343.

2 E. du Bois-Reymond's Archiv 1877. S. 546.

Ohrenheilkunde in Leipzig mitgetheilt habe, besteht darin, dass ich die Nasenhöhle mit der Doppelolive verschliesse, durch die eine Olive mit meinem Compressionsapparate (s. Kap. 6) einen Luftstrom einleite und die andere Olive mit einem Quecksilbermanometer in Verbindung bringe. Wenn die Gaumenmuskulatur nicht in Aktion gesetzt wird, strömt die aus dem Compressionsapparate in die Nasenhöhle tretende Luft frei nach dem unteren Theile des Rachens ab, so dass keine Druckerhöhung in der Nase zu Stande kommt. Wird nun phonirt und erfolgt ein Verschluss der Gaumenklappe, so wird der Luftstrom angehalten und tritt Druckerhöhung in der Nasenhöhle ein, welche am Manometer genau angegeben wird. Erfolgt das Ausströmen der Luft aus dem Compressionsapparate langsam, so fällt die Druckerhöhung in der Nase gering aus und steigert sich langsam, umgekehrt bei schnellem Ausströmen der Luft. Es ist somit ermöglicht durch schnelleres oder langsameres Treten des Ballons am Apparate stärkeren oder geringeren Druck in der Nasenhöhle zu erzielen. Die Untersuchung wird so vorgenommen, dass man zuerst nur geringe Druckstärken hervorbringt, bei denen noch kein Luftdurchtritt nach der Trommelhöhle erfolgt, dann steigert, bis der Luftdurchtritt erzielt wird.

Bei einem Versuche bei mir selbst war z. B. zum Valsalva'schen Versuch erforderlich l. eine Druckstärke von 60, r. von 50 Mm. Hg. Beim Intoniren der Vokale e, i, o, u[1] war l. 40, r. 24 Mm. Druck nöthig, um den Eintritt der Luft in die Trommelhöhlen gelingen zu lassen. Diese Werthe wurden festgestellt durch mehrmals wiederholte Versuche, bei denen sich nur Differenzen um wenige Mm. ergaben, so dass die gewonnenen Zahlen als ganz exakte Werthe für die Durchgängigkeit der Tuben bei der Phonation gelten können. — Bei einer zweiten Versuchsperson entsprach die Durchgängigkeit der Tuben beim Valsalva'schen Versuche l. 32, r. 36 Mm. Hg. bei den Vokalen u, i, o, e, a, war die Durchgängigkeit l. 12, r. 16 Mm. Bei einer dritten Person waren die Werthe beim Valsalva'schen Versuch beiderseits 30 Mm., bei u i o e a, l. 18, r. 20 Mm. Hg.

---

[1] Während allgemein die Annahme verbreitet ist, dass bei allen Vokalen ein Gaumenverschluss eintritt, gelang es mir nicht, bei mir einen solchen während der Phonation von a nachzuweisen. Auch wenn ich in die eine Nasenhälfte einen Luftstrom mit sehr schwachem Drucke einströmen lasse, wird derselbe durch den Gaumenverschluss nicht gestaut und tritt keine Schwankung weder im Quecksilber- noch im Wassermanometer ein. Es ist gleichgültig ob ich stark oder schwach, hoch oder tief intonire. Ich machte die gleiche Beobachtung bei mehreren anderen Versuchspersonen, während sich dagegen in anderen Fällen bei der Phonation von a ebenso ein Gaumenverschluss vorhanden zeigt, wie bei den übrigen Vokalen.

Von besonderem Interesse war für mich eine weitere normalhörende Versuchsperson mit leicht durchgängiger Tuba und schlaffem Trommelfell der linken Seite. Das Trommelfell zeigte schon bei minimalen Druckschwankungen ausgiebige Exkursionen, die besonders am Lichtreflexe bei der Besichtigung leicht erkennbar waren. Um exaktere Messungen machen zu können benutzte ich ein Wassermanometer, das ebenso wie das Quecksilbermanometer mit einer Hälfte der Nase in Verbindung gebracht wurde. Zum Gelingen des Valsalva'schen Versuches war erforderlich 220 Mm. Wassersäule. Derselbe Druck zeigte sich durchschnittlich auch nöthig bei der Phonation. Auch hierbei war wie bei den übrigen Untersuchten kein Unterschied der Durchgängigkeit bei den einzelnen Vokalen zu constatiren, sondern es ergaben sich die vollständig gleichen Durchschnittswerthe von 220 Mm. Wassersäule. Bei a war kein Gaumenverschluss vorhanden. Während des Schlingaktes war bei dieser Versuchsmethode die Tuba, wie ich hier im Voraus bemerken möchte (vgl. Kap. 6), schon bei einem Drucke von 30 Mm. Wassersäule durchgängig.

Bevor ich diese Untersuchungen vornahm, hatte ich erwartet, dass bei der Phonation sich eine bei den einzelnen Lauten verschiedene Durchgängigkeit der Tuben ergeben würde, da wir durch die Untersuchungen von Gentzen und durch die Resultate der direkten Beobachtung wissen, dass das Gaumensegel durch den Levator veli ganz verschieden gehoben wird und dass sich der Levatorwulst bald stärker, bald schwächer gegen das Knorpeldach der Tuben vorwölbt. Wider Erwarten zeigte sich bei Phonation der verschiedenen Vokale die Durchgängigkeit der Tuben bei allen meinen Versuchen als ganz dieselbe, obgleich bei an mir selbst vorgenommener Untersuchung das Resultat der graphischen Darstellung der Exkursionen des Gaumens vermittelst des Fühlhebels dasselbe war wie bei Gentzen, indem sehr starke Hebung eintrat bei der Phonation von u und während des Schlingaktes, unbedeutende schwächste Hebung bei der Phonation von a. Es kommen bei dem einzelnen Versuch kleine Schwankungen vor, die sich aber nur auf 2—4 Mm. Hg erstrecken und lässt sich durch mehrmalige Wiederholung des Versuches leicht und sicher der genaue Werth für die Durchgängigkeit ermitteln. Bei der Phonation der einzelnen Vokale nun ergeben sich ganz dieselben Werthe, sodass die Durchgängigkeit der Tuben hierbei als dieselbe angenommen werden muss. Ebenso ist die Durchgängigkeit die gleiche, ob wir stärker oder schwächer intoniren.

Aus meinen Versuchen ergiebt sich demnach:

1) dass die Durchgängigkeit der Tuben bei der Phonation genau bestimmt werden kann.

2) dass bei der Phonation eine Erleichterung für den

Luftdurchtritt eintritt in höherem Grade als beim Valsalva'schen Versuche;

3) dass die Durchgängigkeit nicht beeinflusst wird durch die einzelnen Laute, welche intonirt werden;

4) dass die Durchgängigkeit unabhängig ist von der Intensität der Phonation;

5) dass die Durchgängigkeit der Tuben während der Phonation individuell verschieden ist.

Da aus meinen Versuchen hervorgeht, dass die Durchgängigkeit der Tuben in keinem Verhältniss steht zu der Vorwölbung des Levatorwulstes und zur Hebung des Gaumensegels, so ziehe ich daraus den Schluss, dass sich der Levator veli palatini nur wenig oder gar nicht, weder an der Eröffnung der Tuben, noch an der vermutheten Verengerung betheiligt. Wenn es auch der anatomischen Lagerung nach wahrscheinlich ist, dass, wenn dieser Muskel allein zur Wirkung käme, er die Durchgängigkeit der Tuben erschweren würde, so lässt sich doch durch die verschiedensten Versuchsmethoden keine Andeutung finden, dass bei der Gesammtwirkung der Muskulatur ihm diese Funktion übertragen ist. Es bleibt somit die Hauptwirkung auf die Regelung der Durchgängigkeit der Tuben dem Tensor veli palatini, der im Einklang mit unserer anatomischen Kenntniss die Erweiterung der Tuben bewirkt[1].

Dass die Durchgängigkeit keine Aenderung erleidet durch die Intensität der Phonation kann nicht befremden, da die physiologische Verrichtung des Gaumensegels nur darin besteht, bei der Stimmbildung der als gemeinschaftliches Ansatzrohr dienenden Nasen-, Rachen- und Mundhöhle eine bestimmte Form zu geben, während die Intensität der Laute hauptsächlich durch die Stärke des Exspirationsstromes bedingt ist.

Es dürfte noch erforderlich sein, das eben beschriebene Verhalten der Tuben mit den Beobachtungen im pneumatischen Kabinet in Einklang zu bringen; während ich einerseits eine mittlere genau bestimmbare Durchgängigkeit der Tuben bei der Phonation nachgewiesen habe, bleiben die Tuben im pneumatischen Kabinet während derselben geschlossen. Die Erklärung für dieses Verhalten ist dadurch gegeben, dass, wie wir gesehen haben, die Tubenwände im pneumatischen Kabinet gegen einander angedrückt werden und die Muskelaktion nicht im Stande ist, diesen Widerstand zu überwinden. Derselbe fehlt beim Phoniren in ge-

[1] In dem schon erwähnten Referate von Jakoby findet sich die irrthümliche Angabe, dass ich an ein paar systematischen (?) Zeichnungen die Eröffnung der Tuba durch die Wirkung des Levator demonstrire, während in dem betreffenden Aufsatze von einer derartigen Wirkung des Levator nirgends die Rede ist.

wöhnlicher Atmosphäre, indem der Druck erst dann zur Wirkung gelangt, wenn die Muskelaktion in Kraft getreten ist. — Die Ueberwindung des durch das Zusammenpressen der Tubenwände im pneumatischen Kabinet gesetzten Widerstandes bei Ausführung des Valsalva'schen Versuches gelingt dagegen dadurch, dass wir die Muskulatur kräftiger in Thätigkeit setzen können und andererseits ein noch stärkerer Druck einwirkt, als bei der Phonation.

Kapitel 6.

Das Verhalten der Eustachi'schen Röhre während des Schlingaktes.

Wie ich bereits in der Einleitung hervorgehoben habe, ist es trotz der Untersuchungen von Toynbee, Politzer und v. Tröltsch noch Gegenstand der Diskussion, ob die Tuben während des Schlingaktes sich öffnen oder sich schliessen. Während das Erstere bisher allgemein angenommen war, sahen sich Cleland, Michel und Lucae auf Grund der direkten Besichtigung des Tubeneinganges von der Nase aus veranlasst, einen Tubenverschluss während des Schlingaktes anzunehmen.

Die Eröffnung der Tuba beim Schlingakte wurde, wie ich bereits erwähnt habe, hauptsächlich durch die von Toynbee angestellten Versuche nachgewiesen. Nach Ausführung des Valsalva'schen Versuches und wenn bei geschlossenem Mund und Nase eine Schlingbewegung ausgeführt wird, so entsteht im Ohre die Empfindung von Druck und Spannung. Diese Empfindung kann durch eine Schlingbewegung beseitigt werden. Während Toynbee annahm, dass bei dem letzteren Versuche durch die Schlingbewegung bei geschlossenem Mund und Nase eine Luftcompression stattfinde, gelang es Politzer durch manometrische Versuche nachzuweisen, dass in der Trommelhöhle Luftverdünnung eintritt. Da der Ausgleich durch den Schlingakt erfolgt, musste demnach die Eröffnung der Tuba während desselben angenommen werden.

Die Toynbee'sche Theorie glaubte Cleland durch seine Beobachtungen widerlegen zu können und hält ausserdem Lucae dieselbe auf Grund ausführlicher Erörterungen für irrthümlich. Lucae spricht sich dahin aus[1]: „Im Gegensatz zu der bisherigen Annahme, dass sich während des Schlingens die Tuba öffne, wurde a. a. O. (Virchow's Archiv Bd. 64 S. 476) von mir nachgewiesen, dass die Tubenmündung, sowohl beim Schling-

[1] Berl. Klin. Wochenschr. No. 11. 1876. Die trockene Nasendouche etc.

akte, als bei der Phonation durch die Hebung des Gaumensegels eine Verengerung erleidet. Wenn es trotz dieser Verengerung der Tubenmündung gelingt mit Hülfe des bekannten Politzer'schen Verfahrens während des Schlingaktes Luft ins Mittelohr einzupressen, so kann dies nur darin seinen Grund haben, dass durch das emporschnellende und sich an die hintere Rachenwand fest anlegende Gaumensegel ein luftdichter Abschluss des Nasenrachenraumes nach unten erzielt wird. Indem nun durch den gleichzeitigen künstlichen Verschluss der Nasenöffnungen in dem somit nach allen Seiten abgeschlossenen Nasenrachenraum die eingeblasene Luft stark verdichtet wird, überwindet sie die in demselben Momente erfolgende Verengerung der Tubenmündungen und stürzt in die Trommelhöhlen." Bei Gelegenheit der Besprechung der Wirkung beider Tubenmuskeln bemerkt derselbe Autor: „Es bleibt daher eine unerwiesene Hypothese, dass der Tensor während des Schlingaktes die Tuba öffnen soll, dagegen halte ich es für sehr wahrscheinlich, dass dieser Muskel nach erfolgtem Schlingakte, sobald der Levator in seiner Aktion nachlässt, und das Gaumensegel wieder sinkt, sich an der hiermit gleichzeitigen Wiedereröffnung der Tuben betheiligt[1]."

Durch meine manometrischen Untersuchungen ergaben sich eine Reihe neuer Gesichtspunkte, die mit den erwähnten von der allgemein angenommenen Anschauung abweichenden Ansichten nicht übereinstimmen. Es wurde gegen meine Untersuchungen, allerdings nur von einer Seite, der Einwand erhoben, dieselben seien nicht neu. Ich beabsichtige nicht diesem Einwande entgegenzutreten und glaube nur hervorheben zu dürfen, dass wenigstens den eben erwähnten Ansichten gegenüber meine Untersuchungen als neu erscheinen mussten.

Der Beweis, dass die Tube während des Schlingaktes sich öffnet, wird durch die übereinstimmenden Resultate folgender Versuche geliefert:

1) durch das Verhalten der Tuben im pneumatischen Kabinet;

2) durch die Bestimmung der für den Lufteintritt in die Trommelhöhlen erforderlichen Druckstärken beim Politzer'schen Verfahren;

3) durch die beiden von Toynbee als Beweis für seine Theorie benützten Versuche;

4) durch das Gelingen des Lufteintrittes in die Trommelhöhlen, wenn bei geschlossenem Mund und Nase bei geringerer Drucksteigerung als zum Valsalva'schen Versuche erforderlich ist, geschluckt wird;

5) durch die Bestimmung des Druckes, welcher in der Nasenrachenhöhle während des Schlingaktes hervorgebracht werden muss, um den

[1] Virchow's Archiv Bd. LXIV. S. 496.

Luftdurchtritt durch die Tuben gelingen zu lassen, wenn wir einen continuirlichen Luftstrom durch eine der Nasenöffnungen eintreten lassen.

ad 1) Wir haben bereits oben gesehen, dass im pneumatischen Kabinet auch bei beträchtlicher Druckeinwirkung auf die Tubenmündung keine Luft in die Trommelhöhlen tritt, weder in der Ruhestellung, noch bei der Respiration, noch bei der Phonation (mit einer Ausnahme) und dass nur der Schlingakt im Stande ist die Tuben zu öffnen. Wer im pneumatischen Kabinet, von der Ansicht ausgehend, dass sich die Tube beim Schlingakt verschliesse und sonst offen stehe, den Schlingakt nicht ausführen wollte, würde bald durch den auftretenden bei hohen Druckstärken sehr intensiv werdenden Schmerz gezwungen, die Schlingbewegung zu machen und müsste, indem der Schmerz dadurch beseitigt wird, in dankbarer Anerkennung dem Schlingakte die Eröffnung der Tube zuerkennen. Abgesehen vom Schlingakte wäre nur der Valsalva'sche Versuch im Stande, die Schmerzhaftigkeit zu beseitigen.

ad 2) Die Bestimmung des geringsten Luftdruckes, welcher erforderlich ist, um sowohl bei gesunden als bei pathologisch veränderten Tuben den Lufteintritt in die Trommelhöhlen beim Politzer'schen Verfahren, d. h. bei Luftcompression in der Nasenhöhle während des Schlingaktes gelingen zu lassen, führte ich aus mit einem Apparate, den ich bereits beschrieben habe[1].

Der Apparat besteht der Hauptsache nach aus einer c. 6 Liter haltenden Wulff'schen Glasflasche, die als Luftreservoir dient. In einer der beiden Oeffnungen sind vermittelst eines Gummistöpsels zwei rechtwinklig gekrümmte Glasröhren eingefügt, welche durch Gummischläuche die Luft der Flasche einerseits mit einem Quecksilbermanometer, andererseits mit dem Ansatzstück für die Nase in Verbindung setzen. In die zweite Oeffnung der Flasche führt ebenfalls durch eine Glasröhre die in einem Gummiballon verdichtete Luft.

Das Quecksilbermanometer hat die bekannte Beschaffenheit, besteht aus einer hufeisenförmigen zur Hälfte mit Quecksilber angefüllten Röhre; an der Scala mit Millimetereintheilung können genau die in der Flasche vorhandenen Druckstärken abgelesen werden. — Das Ansatzstück für die Nase besteht in der bereits beschriebenen Doppelolive. — Der Gummiballon ist der Industrie entlehnt und wird von Spenglern zum Löthrohrblasen benützt, derselbe wird mit dem Fusse getreten und gelingt es schon durch wenige Kompressionen beträchtliche Druckstärken in der Flasche zu erzeugen. Im Maximum erziele ich eine solche von 360 Mm. Hg, also nicht ganz $^1/_2$ Atm.

---

1 Virchow's Archiv Bd. LXX. S. 453.

Die einzelnen Gummischläuche werden durch Quetschhähne beliebig abgeschlossen.

Der Apparat, welcher einem von Dr. Schadewald hier zu pneumatischer Behandlung benützten nachgebildet ist, unterscheidet sich von den in der Ohrenheilkunde sonst üblichen Kompressionspumpen erstens durch seine Einfachheit, zweitens dadurch, dass am Manometer stets der angewandte Druck genau bestimmt werden kann, drittens dadurch, dass ein besonderer Diener überflüssig wird, der den Apparat in Thätigkeit bringt, viertens in Folge der beträchtlichen Grösse der Flasche sinkt der Druck nur langsam, sodass wir beim Ausströmen kleiner Luftquantitäten annähernd dieselbe Stärke behalten, als am Manometer vorher angezeigt war.

Bei Ausführung der Druckbestimmungen verfahre ich in zweierlei Weise, entweder gehe ich von niederen Druckstärken zu höheren über, bis der Eintritt erfolgt, oder von höheren zu niederen, bis der Eintritt nicht mehr erfolgt. Nachdem ein Schluck Wasser in den Mund genommen wurde, werden die Nasenöffnungen durch eine Doppelolive abgeschlossen, auf das Kommando — jetzt — wird der Schlingakt ausgeführt und gleichzeitig der zur Doppelolive führende Quetschhahn geöffnet.

Der Lufteintritt in die Trommelhöhle wurde constatirt durch die direkte Beobachtung des Trommelfells. Mit der Vorwölbung des Trommelfells tritt gleichzeitig beim Untersuchten die subjective Empfindung von Druck und Völle im Ohre ein, eine Empfindung, die bei gesundem Zustande des Hörorganes, wenn die Lufteintreibung gelungen ist, ohne Ausnahme eintreten muss und als ein der Beobachtung des Trommelfells gleichwerthiger Beweis für den Lufteintritt betrachtet werden kann.

Bevor der Versuch wiederholt wird, muss die in die Trommelhöhle eingetretene Luft durch einen Schlingakt entfernt werden.

Die Ausführuug der Untersuchung bietet mancherlei Schwierigkeiten und erfordert es längere Uebung, um bei gleichzeitiger Besichtigung des Trommelfells mit Sicherheit den richtigen Augenblick zu treffen, in welchem der Quetschhahn geöffnet werden muss, um die Luft in die Nasenhöhle treten zu lassen. Wird der Schlingakt zu spät ausgeführt, so strömt die Luft nach dem unteren Theile des Rachens ab, bevor der Gaumenabschluss erreicht ist, es kommt somit beim Eintreten desselben ein zu geringer Druck zur Wirkung. Andererseits kann es passiren, dass beim Eintreten der Luft in die Nasenhöhle der Schlingakt bereits zu Ende ist und die Luft in Lungen und Magen getrieben wird. In manchen Fällen fällt die durch den Quetschhahn bewirkte Oeffnung des die verdichtete Luft zuführenden Gummischlauches zu kurz aus, um ein genügendes Luftquantum in die Nasenhöhle treten zu lassen. Es ist deshalb häufig erforderlich die Versuche wiederholt auszuführen, um einen sicheren Aufschluss zu gewinnen. Während es bisweilen bei den ersten Versuchen erscheint, als ob höhere Druckstärken erforderlich wären, zeigt sich bei wiederholten präciseren Versuchen, dass ein sehr geringer Luftdruck genügt, um die Luft in die Trommelhöhlen treten zu lassen. Besonders ist bei vorhandenem Nasenrachenkatarrh die Vorwölbung des Trommelfells nicht immer deutlich ausgesprochen, was daher zu rühren scheint, dass in solchen Fällen nur kleinere Luftquantitäten in die Trommelhöhlen treten; doch kommt man auch hier durch genaue Beobachtung des Trommelfells und durch öfters wiederholte Versuche zum Ziele.

In vereinzelten Fällen lässt sich schon beim Schlingakte, wenn er ohne Lufteintreibung in die Nase ausgeführt wird, bei der Besichtigung des Trommelfells eine geringe Vorwölbung beobachten. Dieselbe kann dadurch eintreten, dass im ersten Moment der Schlingbewegung das Lumen der Tube im knorpelig-membranösen Theil verengt wird. Diese Vorwölbung des Trommelfells ist jedoch stets so geringfügig, dass sie mit derjenigen, welche bei von der Nasenhöhle aus einwirkendem, auch minimalem Luftdrucke auftritt, nicht verwechselt werden kann. Sollten Zweifel entstehen, so kann der Vergleich leicht gezogen werden, indem man zuerst einen Schlingakt ohne Lufteintreibung, sodann einen Schlingakt mit einer solchen ausführen lässt.

Während bis zu meinen ersten diesbezüglichen Versuchen der geringste Druck, welcher bei gesunden Tuben erforderlich ist, um während des Schlingaktes Luft in die Trommelhöhlen eintreten zu lassen, nicht gemessen und einerseits die Ansicht verbreitet war, dass hierbei geringer Druck (Politzer u. A.), andererseits, dass starker Druck (Lucae) erforderlich sei, konnte ich durch die manometrische Messung nachweisen, dass schon ein minimaler Druck genügt, um während des Schlingaktes den Lufteintritt in die Trommelhöhlen gelingen zu lassen.

Ausnahmslos gelingt es nachzuweisen, dass der Lufteintritt bei 20 Mm. Hg in den meisten Fällen schon bei geringeren Druckstärken erfolgt. Man muss bedenken, dass beim Austreten der Luft aus dem Apparate in der Nasenhöhle der Druck noch etwas sinkt, dass die Beschaffenheit des Trommelfells dem einwirkenden Luftdruck einen Widerstand entgegensetzt, der überwunden werden muss, um den Lufteintritt bei der Besichtigung des Trommelfells erkennbar zu machen. Irgend ein Druckunterschied zwischen der Trommelhöhlen- und Nasenhöhlenluft muss eben überhaupt noch vorhanden sein, um die Luft nach der Trommelhöhle zu treiben und verbieten sich bei dieser Untersuchungsmethode zu geringe Druckstärken, da es fraglich erscheint, ob dieselben, da die ausströmende Luft auf ihrem Wege noch an Kraft verliert, überhaupt in der Trommelhöhle noch als Druck zur Geltung kommen können. In einem Falle bei sehr schlaffem Trommelfelle gelang es mir allerdings bei Anwendung eines Druckes von nur 8 Mm. Hg noch mit Sicherheit eine durch Lufteintritt in die Trommelhöhle bedingte Vorwölbung des Trommelfells zu constatiren.

Während also, wie wir gesehen haben, im pneumatischen Kabinet bei Einwirkung von Druck auf die Tubenmündung in der Ruhestellung der Muskulatur ein luftdichter Verschluss eintritt und beim Valsalva'schen Versuche, in gewöhnlicher Atmosphäre ausgeführt, ein Druck von 20 bis 40 Mm. Hg erforderlich ist, um Luft nach der Trommelhöhle treten zu lassen, gelingt der Luftdurchtritt während des Schlingaktes bei minimalen Druckstärken, d. h. die Tube wird durch den Schlingakt geöffnet.

Wir gelangen zur Erörterung der ad 3) von Toynbee zum Beweis für seine Theorie benutzten Versuche.

Wenn beim Valsalva'schen Versuche Luft in die Trommelhöhlen getrieben wird, so entsteht, wie wir gesehen haben, die Empfindung von Völle und Spannung im Ohre und Dämpfung der Schallperception[1]. In manchen Fällen tritt von selbst die Beseitigung dieser Empfindungen auf, indem der Austritt einer Luftblase nach dem Rachen erfolgt, wie bereits hervorgehoben habe. Tritt dieser Austritt einer Luftblase nicht von selbst ein, so kann derselbe herbeigeführt werden durch den Schlingakt, wodurch auch das Trommelfell seine normale Stellung wieder einnimmt. Dasselbe ist der Fall beim sog. Toynbee'schen Versuche, indem die in der Trommelhöhle durch den Versuch hervorgebrachte Verdünnung der Luft durch den Schlingakt ausgeglichen wird.

Beide Versuche geben somit den übereinstimmenden Beweis der Eröffnung der Tuben durch den Schlingakt[2].

---

[1] Von Joh. Müller wurde angenommen, dass die Schwerhörigkeit, welche sowohl bei der Luftverdichtung als bei der Luftverdünnung hauptsächlich für tiefe Töne einrittt, durch die stärkere Spannung des Trommelfelles bedingt sei. Durch interessante Versuche von Politzer (Lehrb. S. 79) wurde mit Hilfe eines Manometerröhrchens, welches in einen der halbcirkelförmigen Kanäle eingefügt wurde, nachgewiesen, dass entsprechend den Druckschwankungen in der Trommelhöhle auch auf das Labyrinth ein positiver oder negativer Druck ausgeübt wird, so dass neben der stärkeren Spannung des Trommelfelles auch die Gebilde des Labyrinthes in verschiedene Spannung gesetzt werden, wodurch ebenfalls ein geringer Grad von Schwerhörigkeit herbeigeführt werden kann.

[2] Ich habe bereits S. 28 gezeigt, dass durch den Schlingakt, nachdem Luft in die Trommelhöhle getrieben wurde, das Trommelfell wieder in seine frühere Lage zurückkehrt. Sowohl im pneumatischen Kabinet für verdünnte Luft als auch nach

ad 4) Dieser Versuch, den ich bereits (Virchow's Archiv Bd. 70.) beschrieben habe, wird angestellt, indem zuerst die Durchgängigkeit der Tuben beim Valsalva'schen Versuche bestimmt wird. Wird nun während einer geringeren Drucksteigerung, als zum Valsalva'schen Versuch erforderlich war, der Schlingakt ausgeführt, so erfolgt der Lufteintritt in die Trommelhöhlen. So war z. B. bei einem Versuche bei mir ein Exspirationsdruck von l. 70, r. 50 Mm. Hg erforderlich, um Luft in die Trommelhöhlen treten zu lassen, führte ich bei bedeutend geringerem Exspirationsdruck bei 10—15 Mm. Hg einen Schlingakt aus, so entstand eine kleine Schwankung am Manometer, die 20 Mm. nicht zu übersteigen brauchte, um den Luftdurchtritt gelingen zu lassen. Noch eklatanter zeigt sich bei diesem Versuche die Eröffnung der Tuben, wenn wie beim akuten Schnupfen zum Gelingen des Valsalva'schen Versuches höhere Druckstärken erforderlich sind. So konnte bei einem Schnupfenpatienten, bei dem ohne irgend welche krankhaften Erscheinungen von Seite des Hörorganes der Lufteintritt l. erst bei 90, r. bei 120 Mm. Hg stattfand, beim Schlingakte ebenfalls bei einer nur 20 Mm. betragenden maximalen Schwankung des Manometers die Vorwölbung des Trommelfells constatirt werden.

ad 5) Ebenso, wie ich (Kap. 5) die Durchgängigkeit der Tuben bei der Phonation bestimmt habe, lässt sich auch die Durchgängigkeit beim Schlingakte nachweisen und zwar mit einer Genauigkeit, wie dies mit den bisher besprochenen Methoden nicht geschehen konnte. Lässt man einen Luftstrom in die Nasenhöhle treten und führt den Schlingakt aus bei geöffnetem oder geschlossenem Munde[1], so erfolgt in demselben

---

dem Valsalva'schen Versuche tritt eine vollständige Beseitigung der subjektiven Symptome ein und lässt sich die Rückkehr des Trommelfelles in seine frühere Lagerung nachweisen. Auf Grund dieser Erfahrungen kann ich mich der Annahme Rumbold's nicht anschliessen, welcher um seine Theorie des Zustandekommens der Einwärtswölbung des Trommelfelles zu beweisen, die Ansicht ausspricht, dass der Luftausgleich durch den Schlingakt nicht vollständig und plötzlich erfolge, sondern nur theilweise, und dass deshalb die Tuben nicht vollständig geöffnet werden, sondern nur der Widerstand, welchen sie dem Luftdurchtritte bieten, gemindert werde (The Questions of Aural Surgery. By James Hinton. S. 30).

[1] Findet das Lufteinströmen bei geschlossenem Munde statt, so tritt schon vor Ausführung des Schlingaktes geringe Drucksteigerung ein, während man beim Schlingen mit geöffnetem Munde ein exakteres Resultat gewinnt. Auf die letztere Weise zu schlucken gelingt dadurch, dass man den Kopf leicht nach rückwärts neigt, damit das in der Mundhöhle befindliche Wasser nicht herauslaufen kann und beim Schlingen von selbst in den Pharynx gelangt. Das leere Schlingen mit geöffnetem Munde wird dadurch erleichtert, dass man einen festen Gegenstand zwischen die Zähne bringt.

Augenblicke, in welchem durch den Gaumenabschluss der Luftstrom gestaut wird, das Gefühl des Lufteintrittes in die Trommelhöhle, die Vorwölbung des Trommelfells und das Ansteigen der Flüssigkeitssäule des mit der anderen Nasenhälfte in Verbindung stehenden Manometers. Ich selbst empfinde bei auf diese Weise angestelltem Versuche die Vorwölbung des Trommelfells noch ziemlich stark, wenn das Manometer nur auf 6 Mm. Hg steigt, andere noch bei 5 und 4 Mm. Am exaktesten lässt sich die Bestimmung machen mit einem Wassermanometer. Vermittelst eines solchen gelang es mir in einem Ealle bei einem Normalhörenden mit schlaffem Trommelfelle, bei welchem bei der Besichtigung die Exkursionen der Membran schon bei minimalsten Druckschwankungen leicht zu erkennen waren, den Lufteintritt schon bei einer Höhe der Wassersäule von nur 30 Mm. festzustellen.

Dass im Beginne des Schlingaktes mit dem Momente des Gaumenverschlusses, mit welchem die stärkste Elevation des Gaumensegels und die stärkste Contraktion der Muskulatur verbunden ist, die Eröffnung der Tuben erfolgt, geht auch daraus hervor, dass, wenn wir nur das erste Stadium des Schlingaktes zur Ausführung gelangen lassen, indem wir die erforderlichen Bewegungen nur so weit ausführen, bis der Gaumenverschluss eintritt und nun den Ruhezustand wieder eintreten lassen, so kann auch hierbei der Lufteintritt in die Trommelhöhlen bei minimalem Drucke festgestellt werden.

Aus dem Gesagten geht hervor:

1) die Eustachi'sche Röhre bietet dem Luftdurchtritt den geringsten Widerstand während des Schlingaktes, indem derselbe geringer ist als im Ruhezustande, beim Valsalva'schen Versuche und bei der Phonation. Die Eustachi'sche Röhre wird somit durch den Schlingakt geöffnet;

2) die Eröffnung der Eustachi'schen Röhre erfolgt während des ersten Aktes der Schlingbewegung im Momente der maximalen Contraktion der Muskulatur.

Kapitel 7.

Die Besichtigung des Tubeneinganges von der Nase aus bei Funktionirung der Tubengaumenmuskulatur, insbesondere beim Schlingakte.

Trotzdem bereits im Jahre 1846 von Tourtual, 1862 von Semeleder, 1864 von v. Tröltsch der Nachweis geliefert wurde, dass die Tubenmündung bei den Gaumenbewegungen durch den Levator veli eine Verengerung erfährt, wurde dadurch der durch die bereits beschriebenen Versuche Toynbee's und Politzer's gelieferte Nachweis der Eröffnung der Tuben beim Schlingakte nicht beeinflusst und wurde erst neuerdings, nachdem Michel und Zaufal gezeigt hatten, dass man in verhältnissmässig vielen Fällen die Tubenmündung von der Nase aus sehen könne, die Frage wieder in Angriff genommen.

Michel untersuchte das Verhalten der Tubenmündung nicht nur durch direkte Besichtigung von der Nase aus in hierzu geeigneten Fällen, sondern auch mit Hilfe kleiner Spiegelchen, welche er in den Nasenrachenraum brachte, um ein Bild der seitlichen Wandung zu erhalten. In seiner ersten Veröffentlichung über seine Beobachtungen spricht sich M. dahin aus[1]: „mehrere Male habe ich mich aufs Bestimmteste überzeugt, dass der Boden bis zum oberen Rande des Tubenwulstes gehoben wurde, dass von einer Oeffnung einer Spalte nichts zu sehen war und nur eine feine Furche übrig blieb.“ In einer 2 Jahre später erschienenen Arbeit ist dagegen von einem solchen Verschluss nicht mehr die Rede und giebt Michel folgende Beschreibung der von ihm gemachten Beobachtungen[2]:

„Es entsteht zuerst am Boden der Mündung, vom Choanenrand ausgehend, eine wellenförmige Bewegung, zunächst Vertiefung, dann Erhöhung, Emporsteigen des Bodens und im Augenblick der höchsten Erhebung desselben und des Tubenwulstes auf der Höhe des Schlingaktes eröffnet sich erst die Tubenspalte, klafft unten zuerst und am weitesten in Gestalt eines schwarzen Dreiecks, dessen Spitze in eine schwarze, den oberen Abschnitt der Tubenspalte bezeichnende Linie sich auszieht. Im nächsten Moment sinken die Theile wieder herab, ist der jedes Mal nicht gleich weit klaffende Spalt verschwunden, die Tiefe der Tubenmündung erscheint mit Wiederkehr der Ruhelage wieder hellgrau.“

Am ausführlichsten und klarsten bespricht Zaufal[3] das Resultat zuerst von einer, später von 10 weiteren Beobachtungen und giebt uns, gestützt auf treffliche Abbildungen der von ihm gesehenen Bilder, eine Darstellung der beobachteten Formveränderungen, die für spätere Arbeiten als Grundlage erscheinen muss.

Die Tubenmündung zeigt am Präparate von der Mittellinie aus gesehen mancherlei Verschiedenheiten, erscheint jedoch in der Regel als trichterförmige, nach oben von dem halbmondförmig gekrümmten, durch

1 Berl. Klin. Wochenschr. No. 34. 1873.
2 Berl. Klin. Wochenschr. No. 41. 1875.
3 Archiv f. Ohrenh. Bd. IX. S. 133 u. S. 228.

die beiden Platten des Tubenknorpels gebildeten Wulste begrenzte Vertiefung. Die Form entspricht einem mit der abgerundeten Spitze, die in Folge der Vertiefung schwarz erscheint, nach oben gerichteten Dreieck, dessen beide Schenkel, von denen der vordere beträchtlich kürzer ist als der hintere, von den beiden Knorpelplatten der Tuben gebildet werden. In anderen Fällen ist die Vertiefung nur wenig ausgeprägt und erscheint als längliche vor der medialen Knorpelplatte, dem eigentlichen Tubenwulste, liegende Spalte.

Bei der Besichtigung am Lebenden von vorn erscheinen in Folge der perspektivischen Verkürzung die beiden Schenkel des Dreiecks einander genähert und überragt die mediale Knorpelplatte nach der Mittellinie stärker vorspringend die laterale Platte, den hakenförmig umgebogenen Theil des Tubenknorpels. Der der lateralen Platte entsprechende Wulst setzt sich nach unten in eine schwach angedeutete Falte — Hakenfalte Zaufal's — fort, die ihren Verlauf nach der Mittellinie nimmt. Auf diese Weise scheinen die beiden Schenkel des Dreiecks nach unten zusammenzutreffen und erscheint uns das Bild des Tubenostiums oval — entsprechend einer Schleife — mit nach oben gerichtetem abgerundetem, nach unten gerichtetem spitzem Ende.

Bei Muskelcontraktionen, bei der Phonation und beim Schlingakte rückt der Tubenwulst (mediale Knorpelplatte) nach hinten und medianwärts. Auf diese Weise entfaltet sich der Boden des Tubenostiums, indem die beiden Seiten des Ovales von unten her auseinandertreten, gleichzeitig wölbt sich von unten her ein dem Levator veli entsprechender Wulst — Levatorwulst Zaufal's — gegen das Tubenostium vor. Es wird hierdurch das Tubenostium in der Richtung von unten nach oben verengert, in der Richtung von vorn nach hinten erweitert. Ueber den Grad der Vorwölbung des Levatorwulstes spricht sich Zaufal aus: „Der Levatorwulst füllt den Rahmen des Ostium nicht aus, nur unter pathologischen Verhältnissen bei Hypertrophie der Tonsille sah ich ihn während des Schlingens bis zum Hacken hinauf gedrängt werden[1].“

Nachdem Lucae[2] in einem Falle Gelegenheit hatte die Tubenmündungen zu beobachten, hebt er ebenfalls hervor, dass die Mündung beim Schlingakte einerseits sich in der Richtung nach hinten und innen erweitert, andererseits in der Richtung von unten nach oben eine Verengerung erfährt. Lucae gewann die Ueberzeugung, dass es sich hierbei nicht um eine Oeffnung, sondern um eine Verengerung resp. einen Ver-

---

[1] Archiv f. Ohrenh. Bd. IX. S. 232.

[2] Virchow's Archiv Bd. LXIV.

schluss handle. Einen angeblich entscheidenden Versuch, um den Verschluss der Tubenmündung zu beweisen, stellte L. in der Weise an, dass er die Tubenmündung bei nach der Seite geneigtem Kopfe mit Flüssigkeit füllte: „Liessen wir jetzt den Kranken schlingen, so sahen wir jedes Mal, dass die Flüssigkeit aus der Tubenmündung heraus in den Schlund und in die Nasenhöhle geschleudert wurde.“ — Um zu ermitteln, wie tief sich der Verschluss der Tuba in das Innere erstreckte, führte L. einen Kehlkopfspiegel in die linke Nasenhöhle ein und beobachtete durch denselben die Bewegungen der Tubenmündung: „Es schien mir hierbei, dass der Verschluss der Tuba sich etwa $1^1/_2$ Ctm. in dieselbe als spaltförmige Verengerung fortsetzte. Leider konnte dieser Versuch wegen der grossen Reizbarkeit des Patienten nicht häufig genug wiederholt werden.“ — Neuerdings hatte Lucae[1] wieder Gelegenheit 2 Fälle zu beobachten, bei denen während des Hebens des Gaumensegels ein Verschluss der Schlundöffnung der Tuba beobachtet wurde und konnte dies mit Hilfe eines kleinen in den Nasenrachenraum von der Nase aus eingeführten Rachenspiegels sicher gestellt werden.

Während somit Lucae aus den Bildern, welche er sah, den Schluss zieht, dass die Tuba beim Schlingakte sich verschliesse, bleibt Zaufal auf Grund seiner ausgedehnten Beobachtungen bei der üblichen Anschauung, dass die Tuba geöffnet werde. Es findet zwar eine Einengung der Tubenmündung von unten her statt, aber es bleibt noch ein in manchen Fällen grösserer, in manchen Fällen kleinerer Spalt übrig, der unter dem Knorpeldache als schwarz erscheinende lineäre oder ovaläre Oeffnung sich zu erkennen giebt. Aus Michels zweiter Beschreibung ist nicht zu entnehmen, dass er in normalen Fällen von einem vollständigen Verschluss sich überzeugt hat, indem er im Gegentheil angiebt, dass die Tubenmündung auf der Höhe des Schlingaktes klaffend wird. Bei Besichtigung der von Lucae gegebenen Abbildung seiner Beobachtung zeigt sich, worauf bereits Zaufal aufmerksam machte[2], „dass sowohl rechts als links ein noch ziemlich beträchtlicher Raum zwischen Levatorwulst und Haken (Knorpeldach) frei bleibt.“ Die Angabe Lucae's, dass es ihm schien, dass bei der Untersuchung mit dem in den Nasenrachenraum eingeführten Spiegel der Verschluss der Tuba sich etwa $1^1/_2$ Ctm. in dieselbe als spaltförmige Verengerung fortsetzte, kann nur dahin verstanden werden, dass Lucae glaubt einen $1^1/_2$ Ctm. tiefen Spalt gesehen zu haben, was nicht für einen Verschluss, sondern für eine Eröffnung der Tuba spricht.

Von Politzer (Lehrbuch S. 61) wird dem Levator veli ebenfalls eine

---

1 Verhdl. der physiol. Gesellsch. in Berlin, 5. April 1878.
2 Archiv f. Ohrenh. Bd. XI. S. 54.

eröffnende Wirkung auf die Tuben zugeschrieben, „es wird bei jeder Contraktion durch die Verkürzung und das Dickerwerden des Muskels der Boden der Ohrtrompete gehoben, wodurch die Ohrtrompetenmündung zwar verkleinert, der Widerstand in der Ohrtrompete jedoch durch die Verkürzung und Verbreiterung der Tubenspalte vermindert wird.“

Ich selbst hatte Gelegenheit bei 8 Ozänakranken und in einem Falle, nachdem ich die galvanokaustische Zerstückelung eines grossen Nasenrachenpolypen ausgeführt hatte, die Tubenmündungen in ihrer ganzen Ausdehnung zu übersehen und mich von der Richtigkeit der Beschreibung der Bilder der früheren Autoren zu überzeugen. Auffallend war mir, dass sowohl bei der Phonation als beim Schlingakte der Levatorwulst sich verschieden hoch vorwölbt, dass, während in einzelnen Fällen die Tubenmündung bis auf eine schmale übrig bleibende Spalte geschlossen zu sein scheint, in anderen Fällen eine klaffende Oeffnung übrig bleibt.

Es giebt Individuen mit tiefer Lagerung des weichen Gaumens zur Tubenmündung, bei welchen die Mündung auch bei kräftig ausgeführtem Schlingakte nicht zur Hälfte ausgefüllt wird, während allerdings in der Mehrzahl der Fälle der Levatorwulst etwas stärker gegen das Knorpeldach sich vorwölbt, als auf der Zaufal'schen Abbildung angegeben ist.

Jedenfalls getraue ich mir nicht auf Grund meiner Beobachtungen, auch derjenigen, welche die Mündung scheinbar geschlossen ergaben, mich dahin auszusprechen, dass ich die Mündung geschlossen gesehen habe, in dem Sinne, dass anzunehmen wäre, dass ein effektiver Verschluss vorhanden sei, der einen Luftdurchtritt nicht gestattet.

Wie schwierig es ist bei einer Röhre, von der wir wissen, dass sie verstopft ist, durch die blosse Besichtigung zu entscheiden, ob die Verstopfung eine vollständige ist oder nicht, wissen wir aus der täglichen Erfahrung. Wir beschränken uns deshalb nicht auf die Besichtigung der verstopften Stelle, sondern führen die Röhre an unseren Mund, können wir durchblasen, so nehmen wir an, dass keine vollständige Verstopfung vorhanden ist, wenn das Durchblasen nicht gelingt, halten wir die Röhre für verschlossen. Ebenso werden wir auch bei den Tuben, wenn wir uns vor Täuschungen bewahren wollen, festzustellen haben, ob bei dem einen oder anderen Funktionszustande Luft durch dieselbe treten kann oder nicht, event. welchen Widerstand die Tuben für den Luftdurchtritt bieten.

Meinen Versuchen gegenüber, welche die Eröffnung der Eustachi'schen Röhre während des Schlingaktes beweisen, wurde die Ansicht, dass sich dieselbe während des Schlingaktes nicht eröffne, sondern eine Verengerung erleide, dahin modificirt, dass nur in einer bestimmten Phase des Schlingaktes ein Tubenverschluss vorhanden sei, ohne dass die Möglichkeit, dass daneben auch eine Eröffnung der Tuben während des Aktes stattfinden könne, ausgeschlossen wäre.

Lucae[1] glaubt, dass während der Hebung des Gaumensegels der Verschluss der Tubenmündung stattfinde, indem bei der Hebung des Gaumensegels sich der Levatorwulst am meisten gegen das Knorpeldach vorwölbt und suchte festzustellen, in welchem Momente der Schlingbewegung die Hebung des Gaumensegels stattfindet. L. beobachtete nach dem Vorgange von Gentzen die Exkursionen eines an das Gaumensegel angelegten Fühlhebels. Es kann auf diese Weise, sowohl bei der Phonation von u, als auch im Beginne einer Schlingbewegung die höchste Erhebung des Gaumensegels beobachtet werden. Ausserdem konnte L. auch bei Anwendung der Nasendouche eine Hebung des Gaumensegels nachweisen.

In Kapitel 5 u. 6 habe ich bereits die Versuchsmethoden besprochen, welche die Erleichterung für den Luftdurchtritt sowohl bei der Phonation als beim Schlingakte beweisen.

Ich glaube, dass aus meinen Versuchen mit Bestimmtheit hervorgeht, dass mit der Stärke der Muskelcontraktion eine zunehmende Eröffnung der Tuben stattfindet und dass mit der stärksten Contraktion, welche mit dem Verschluss der Gaumenklappe und der stärksten Hebung des Gaumens zusammenfällt, die Eröffnung der Tuben eintritt. Während bei der Phonation von u, bei der die Erhebung des Gaumensegels und die Vorwölbung des Levatorwulstes gegen das Knorpeldach ebenso stattfindet wie beim Schlingakte, die Tuben sich nicht verschlossen zeigen, sondern noch einen geringen genau festzustellenden Widerstand für den Luftdurchtritt bieten, ist noch eine stärkere Muskelwirkung, die vermuthlich dem Tensor veli zukommt, erforderlich, um die Tuben bei minimalen Druckstärken, also frei, durchgängig zu machen.

Aus meinen Versuchen geht ausserdem hervor, dass aus dem Grade der Vorwölbung des Levatorwulstes gegen das Knorpeldach kein Schluss gezogen werden kann auf die Durchgängigkeit der Tuben.

Wir stehen nun vor dem anscheinend widersprechenden Resultate, dass, während wir bei der direkten Besichtigung die Tubenmündung in der Ruhestellung der Muskulatur offen sehen, dieselbe bei einwirkendem Drucke sich sogar luftdicht geschlossen zeigt, dass andererseits, wenn die Tubenmündung verengt, einzelnen sogar vollständig geschlossen erscheint, die Tuben dem Luftdurchtritt das geringste Hinderniss bieten.

Die widersprechende Erscheinung erklärt sich einerseits aus dem einer schlaffwandigen Röhre entsprechenden Verhalten der Tuben in der Ruhestellung der Muskulatur, andererseits dadurch, dass die stärkste

[1] Verhdl. der physiol. Gesellsch. zu Berlin vom 5. April 1878.

Contraktion der gesammten Muskulatur erforderlich ist, um die manometrisch nachweisbare Eröffnung der Tuben zu Stande zu bringen, wobei durch die Hebung des Gaumens und die Vorwölbung des Levator veli die Verengerung der Mündung eintritt. Die gesammten Erscheinungen zwingen uns dazu, nach dem Vorgange von v. Tröltsch die Eröffnung uns in der Weise vorzustellen, dass erst dann, wenn die beiden hauptsächlich in den weichen Gaumen ausstrahlenden Tubenmuskeln der Levator und Tensor veli palatini fixe Ansatzpunkte gewonnen haben, die Eröffnung der Tuben stattfindet. „Beim Schlingakte wird das Gaumensegel durch die unteren Gaumenmuskeln, die M. glosso-palatini und insbesondere durch die mächtigeren M. pharyngopalatini an die hintere Pharynxwand angedrückt und bekommt dasselbe eine fixirtere Stellung. Indem nun beim Schlingen gleichzeitig die Antagonisten der erwähnten Muskeln, der Tensor und der Levator palati (die oberen Gaumenmuskeln) sich contrahiren, so werden nun fixe und Angriffspunkte so wechseln, dass das Gaumensegel der (relativ) fixe, der membranöse Theil der Tuba dagegen der Angriffspunkt wird für die von ihm ausgehenden Muskelfasern.“[1] Ausserdem wäre noch zu bemerken, dass die beiden Tubenmuskeln schon dadurch fixe Ansatzpunkte gewinnen, dass sie sich in der Mittellinie treffen und bei beiderseitiger Contraktion sich gegenseitig als Stützpunkte für ihre Zugwirkung dienen müssen.

Wird die Wirkung der beiden Tubenmuskeln einer getrennten Betrachtung unterzogen, so wirkt der Levator veli, der seinen Verlauf am Boden der membranösen Tuba parallel zu ihrer Achse nimmt, verengend auf die Tuba, indem er bei seiner Contraktion eine Dickenzunahme erfährt. Der Tensor veli dagegen, der sich im spitzen Winkel an den Knorpelhaken und an die membranöse Tuba ansetzt, muss die schon von Valsalva angenommene Erweiterung der Tuben herbeiführen.

Besonders von Rüdinger wird ausserdem die Einwirkung beider Muskeln auf den Tubenknorpel hervorgehoben und zwar wird nach ihm durch den Tensor veli s. dilatator tubae der Haken des Knorpels fixirt und nach aussen gezogen, durch den Levator veli wird die mediale Tubenplatte nach innen nnd oben gedrängt, so dass durch beide Muskeln eine Erweiterung der halbcylinderförmigen Knorpelrinne hervorgerufen wird.

An den Stellen, wo die Ansatzbündel der beiden Muskeln in directe Kollision kommen, muss die Resultante der Zugwirkung beider eine Eröffnung der Tuben sein.

---

[1] Archiv f. Ohrenh. Bd. I. S. 21.

Kapitel 8.

Schematische Darstellung der Funktion der Eustachi'schen Röhre auf Grund der durch die verschiedenen Untersuchungsmethoden gewonnenen Anschauung.

Nachdem ich bereits in meiner Arbeit in E. du Bois-Reymond's Archiv eine schematische Darstellung meiner Ansicht über die Tubenfunktion gegeben habe, möchte ich mir nun erlauben dieselbe etwas weiter auszuführen und durch das zwischen Ruhestellung und Schlingakt eingeschobene Zwischenstadium zu ergänzen.

Auf dem schematischen Bilde repräsentiren *O O* die Pharyngealostien der Tuben, *KK* das knorpelige Dach, *MM* die membranöse Wand, die sich nach der Mittellinie in den weichen Gaumen fortsetzt. Die Ruhestellung ist weiss in Linie, die Mittelstellung beim Valsalva'schen Versuche und bei der Phonation punktirt, das Verhalten beim Schlingakte Strich-Punkt gezeichnet.

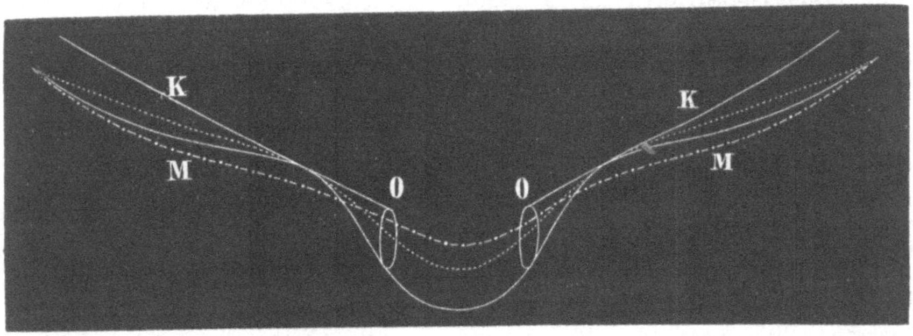

1) Ruhestellung der Muskulatur. Das Pharyngealostium weit klaffend, geöffnet, der weiche Gaumen tief stehend. Während die membranöse Wand am Ostium dem Knorpeldache anliegt, zeigt die Tuba in ihrem äusseren Theile ein offenes Lumen.

Bei Drucksteigerung im Nasenrachenraume die Tuba luftdicht geschlossen, für den Luftdurchtritt von der Trommelhöhle nach dem Rachen bietet sie einen individuell verschiedenen Widerstand, von 6—50 Mm. Hg. Durchgängigkeit bei Drucksteigerung im Nasenrachenraume nur ausnahmsweise vorhanden.

2) Zustand der Tuben bei mittlerer Contraktion der Muskulatur, beim Valsalva'schen Versuche, während der Phonation. Das Pharyngeal-

ostium verengt, der weiche Gaumen etwas gehoben, ein Theil des in der Ruhestellung offenen Tubenkanales verengt.

Durchgängigkeit bei einem Druck von 20—40 Mm. Hg beim Valsalva'schen Versuche, etwas weniger bei der Phonation. Positiver Ausschlag am Ohrmanometer.

3) Zustand der Tuben in der Mitte des Schlingaktes bei maximaler Contraktion der Muskeln.

Das Pharyngealostium am stärksten verengt[1], einen Verschluss vortäuschend, der weiche Gaumen am stärksten gehoben, die membranöse Wand in ihrer ganzen Ausdehnung vom Knorpeldache abgehoben, oder wenigstens nur so lose demselben anliegend, dass eine Abhebung bei geringstem Druckunterschied stattfinden kann.

Durchgängigkeit der Tube bei minimalen Druckunterschieden d. h. Offenstehen der Tuben.

Kapitel 9.

Das Schallleitungsvermögen der Eustachi'schen Röhre.

Während von den ältern Autoren schon Valsalva glaubte, dass zum Hören ein Ausweichen der durch die Exkursionen des Trommelfells in der Trommelhöhle hervorgerufenen Druckschwankungen durch die Tuben erforderlich sei, hebt schon Joh. Müller hervor, dass dies keineswegs nöthig sei und hält Toynbee schon aus akustischen Gründen einen Verschluss der Tuben in ihrer Ruhestellung für erforderlich, da eine abgeschlossene Trommelhöhle nöthig sei um die Schallwellen aufs kräftigste aufs Labyrinth einwirken zu lassen und da andererseits bei aussergewöhnlichem Offenstehen der Tuben pathologische Erscheinungen auftreten, unangenehmes Hören der eigenen Stimme, Tympanophonie.

---

[1] Bei der starken Hebung des Levatorwulstes bei der Phonation und beim Schlingakte wird Sekret, welches sich zwischen dem Boden und dem Dache der Tubenmündung befindet oder Flüssigkeit, welche künstlich hierher gebracht wurde (Lucae), aus der Mündung entfernt werden, ohne dass jedoch daraus auf einen Verschluss der Tuben zu schliessen ist. Schon Itard (Traité des mal. de l'or. S. 148) macht auf diese physiologische Funktion der an der Tubenmündung befindlichen Muskeln aufmerksam, indem er sich bei Gelegenheit der Besprechung des Gähnens darüber ausspricht: „le jeu des muscles des joues et du pharynx déterminent l'expulsation des mucosités, qui engouent assez souvent l'orifice de la trompe; ce qu'on voit arriver surtout d'une manière bien évidente dans la surdité catarrhale".

Itard[1] verglich die Eustachi'sche Röhre mit dem Loche in einer Trommel, in welcher die Luft nicht in Schwingungen versetzt würde, wenn das Loch nicht vorhanden wäre, glaubt also ebenso wie neuerdings Lucae, dass aus der Trommelhöhle Schallwellen durch die Tuben entweichen können. Itard geräth jedoch mit seiner eben erwähnten Ansicht in Widerspruch dadurch, dass er die Möglichkeit des Hörens durch die Tuben bestreitet, indem er bei Gelegenheit eines Versuches von Contag, der nachzuweisen suchte, dass man durch die Eustachi'sche Röhre bei geöffnetem Munde hören könne, zu dem Ausspruche kommt: „les erreurs se renouvellent à chaque siècle avec une opiniâtreté toujours étonnante."

Von Mach und Kessel[2] wurde durch ausgedehnte Versuche nachgewiesen, dass der Verschluss der Tuben für den günstigsten Verlauf des Schwingungsvorganges im Mittelohre erforderlich sei. „Wäre das Trommelfell von beiden Seiten in gleicher (nahe symmetrischer) Weise den Schallwellen zugänglich, so könnte es durch dieselben, da es von beiden Seiten fast die gleichen Pressionen gleichzeitig erfahren würde, nur in unmerkliche Schwingungen versetzt werden. Der grösste Nutzeffekt der Schallwelle für die Trommelfellschwingung wird erzielt sein, wenn das Trommelfell von einer Seite möglichst gegen die Schallwellen geschützt, wenn also die Tuba Eustachii geschlossen ist." Mach und Kessel heben hervor, dass die Tiefe der Trommelhöhle nicht unter eine gewisse Grenze sinken darf, und dass namentlich für die grossen Exkursionen der tiefen Töne, um die Aufnahme derselben zu ermöglichen, die Trommelhöhle einen gewissen Rauminhalt und eine gewisse Tiefe haben muss. Die Beweise hierfür werden durch Experimente am Leichenpräparat und am künstlichen Modell geliefert.

Lucae macht dagegen durch Versuche am Modell geltend, dass die Exkursionen des Trommelfelles auch zu Stande kommen können, nicht nur, wenn der eine der beiden Wege, auf welchen Druckschwankungen zugeführt werden, abgeschlossen ist, sondern auch wenn der eine derselben der Fortleitung einen Widerstand (bei seinen Versuchen ein Wattepfropf) entgegensetzt. Auf andere Weise suchte Lucae die Durchgängigkeit der Tuben für Schallwellen nachzuweisen, indem er beim Thier- und Menschenpräparate Schallwellen in den äusseren Gehörgang leitete und dieselben durch einen vor der Pharyngealmündung der Tuba aufgestellten Trichter seinem Ohre zuführte. Wurde mit Hilfe eines Holzplättchens die Pharyngealmündung geschlossen, so wurde der Tonm erklich dumpfer;

---

[1] Traité des maladies de l'or. Bd. I. S. 149.

[2] Sitzungsber. der kais. Akad. Jahrg. 1872.

[3] Virchow's Archiv Bd. LXIV. S. 479.

wurde das Plättchen entfernt, so wurde der Ton wieder stärker. Für Lucae ging aus diesen Versuchen hervor, dass in der That ein Theil der in den äusseren Gehörgang eintretenden Schallwellen durch die Tuba nach aussen gelangt.

Bei einem von Politzer[1] angestellten Versuche konnte ein Normalhörender, der bei verschlossenen äusseren Gehörgängen die Sprache auf eine Distanz von 1 Meter nicht mehr hören konnte, durch ein Hörrohr, dessen Ansatz in eine Nasenöffnung eingeführt war, Gesprochenes verstehen. Politzer glaubt, dass durch diesen Versuch die Frage, ob man durch die Eustachi'sche Röhre hören könne, im positiven Sinne entschieden werde. Dieser Versuch Politzer's dürfte jedoch auch die Deutung zulassen, dass die Uebertragung des Schalles durch Knochenleitung stattgefunden hat, da einerseits die Distanz, aus welcher gesprochen wurde, durch das Hörrohr reducirt wurde, andererseits auch die Wahrscheinlichkeit vorliegt, dass von der Innenfläche der Nase aus die Knochenleitung leichter erfolgt, als von der äusseren Fläche des Schädels. Politzer schliesst jedoch nicht aus seinem Versuche, dass der Tubenkanal offen sei, „da man auch durch einen Kautschuckschlauch, dessen Wände in einer kurzen Strecke locker an einander liegen, das Gesprochene zu verstehen vermag.“

Folgender Versuch kann als Beweis dienen, dass auch durch einen fest geschlossenen Kautschuckschlauch Schallübertragung stattfindet. Leitet man den Schall einer Stimmgabel durch einen Gummischlauch nach dem Ohre, so hört man denselben sehr laut, wird der Schlauch durch einen Quetschhahn abgeschlossen, so wird der Schall bedeutend abgeschwächt, kann aber noch deutlich vernommen werden. Wir sind demnach analoger Weise nicht berechtigt daraus, dass wir durch die Tuben in der einen oder anderen Richtung einen stets nur sehr abgeschwächten Schall vernehmen, den Schluss zu ziehen, dass die Tuben die Schallschwingungen frei durchtreten lassen, da die Schallempfindung auch dann eintritt, wenn bei geschlossener Tuba die Schallübertragung durch die umgebenden Medien vermittelt wird.

Ist abnormer Weise ein Offenstehen der Tuben vorhanden, so treten, wie schon erwähnt, die Erscheinungen der Tympanophonie auf. So berichtet Jago, dass er zeitweise an Offenstehen der einen Tuba leidet, indem er bei jeder Exspiration Hervortreibung des Trommelfelles bemerkt und die eigene Stimme viel lauter hört als gewöhnlich. Die bei der Inspiration entstehenden Geräusche sind dabei schwach, die exspiratorischen stärker (The function of the tympanum. Brit. and for. Med.-Chir. Re-

[1] Lehrbuch S. 76.

view 1867. Bd. XXXIX. S. 175, 496).[1] Rüdinger[2] bemerkte, nachdem er während eines Vortrages eine Schlingbewegung ausgeführt hatte, eine eigenthümliche krampfartige Erscheinung in seiner rechten Tuba, wobei jedes von ihm gesprochene Wort so intensiv in sein rechtes Ohr drang, dass es ihm Schmerz verursachte. Durch eine wiederholte Schlingbewegung wurde die Erscheinung beseitigt. Rüdinger hatte dabei die Empfindung, als ob die Schallwellen direkt durch die Tuben in die Trommelhöhlen eindringen und erklärt sich die Erscheinung durch einen krampfartigen Zustand des Dilatator tubae in Folge der Schlingbewegung.

Lucae erklärt sich entsprechend seinen Ansichten über die Tubenfunktion in einem Referate über diese Beobachtung die Ansicht Rüdinger's auf andere Weise, indem er glaubt, dass die Erscheinung durch Resonanz der eigenen Stimme, bedingt durch temporären Verschluss des Pharyngealostiums hervorgerufen sein könnte. Lucae stützt sich auf die bekannte Erscheinung, dass an Nasenrachenkatarrh Leidende sich ebenfalls nicht selten über unerträglich starkes Hören der eigenen Stimme beklagen. Andererseits beobachtete Lucae auch Fälle, bei welchen bei verstärktem Hören der eigenen Stimme die Untersuchung eine auffallend weite Tube ergab, wobei die Erscheinung jedoch continuirlich und vom Schlingakte unabhängig war.

Prof. Flemming in Prag[3] ist im Stande durch willkürliche Muskelcontraktion sich die Tuben zu öffnen und Tympanophonie zu erzeugen, „nur bei Pharynx- und Nasenkatarrhen ist das Vermögen dazu bald auf einer, bald auf beiden Seiten behindert. Wenn katarrhfrei kann ich die Oeffnung auch willkürlich mehrere Minuten bei Bestand erhalten; jede Ein- und Ausathmung wird dabei als lautes Rauschen empfunden.“ Bei der Phonation hört Flemming einen „eigenthümlich lauten glockenartig dröhnenden Klang“. Auf Grund dieser Beobachtungen spricht sich Flemming entschieden für das normale Geschlossensein der Tuba Eustachii aus und für die Eröffnung durch bestimmte Muskelaktionen.

Ich selbst hatte Gelegenheit bei einer Schauspielerin die Erscheinungen der Tympanophonie kennen zu lernen. Dieselbe hörte plötzlich, wenn sie auf der Bühne war, mitten in ihrem Vortrage die eigene Stimme unangenehm stark schallend ins Ohr dringen, was für dieselbe ausserordentlich störend und belästigend war. Nachdem dieser Zustand kurze Zeit gedauert hatte, kehrte das normale Verhalten zurück. Die Erscheinung

[1] Moos, Beiträge etc. S. 4.

[2] Ref. Archiv f. Ohrenh. Bd. VII. S. 233.

[3] Ref. aus d. Monatsschr. für Ohrenheilk. etc. 1875. No. 6. Archiv f. Ohrenh. Bd. X. S. 259.

wiederholte sich nicht nur auf der Bühne, sondern auch sonst ziemlich häufig. So weit meine Beobachtungen reichen, wird das Resoniren der eigenen Stimme bei Katarrhen von den Patienten anders geschildert, als die Tympanophonie, indem die Schallempfindung bei der letzteren eine ausserordentlich hochgradige und lästige ist und die betreffenden Personen das Gefühl haben, dass der Schall direkt vom Halse aus in die Trommelhöhlen eindringt. Abgesehen von den subjektiven Empfindungen lässt sich in jedem einzelnen Falle durch die Untersuchung die Durchgängkeit der Tuben genau feststellen. Bei dem von mir beobachteten Falle konnte, obwohl die Tympanophonie nur vorübergehend auftrat, die Durchgängigkeit der Tuben als eine abnorm leichte constatirt werden, indem beim Valsalva'schen Versuche schon bei minimaler Drucksteigerung Vorwölbung des Trommelfelles eintrat.

Zuweilen auftretende Tympanophonie im eigenen Ohre bewog Poorten[1] Versuche darüber anzustellen, ob die genannte Erscheinung in der That durch abnormes Offenstehen der Tuben bewirkt werde. Zu dem Zwecke führte er einer Versuchsperson einen silbernen Katheter in die Tubenmündung, der an seiner Curvatur, welche ungefähr gegenüber der Kehlkopfmündung zu liegen kam, eine Oeffnung hatte, um den Eintritt der Schallwellen vom Kehlkopf aus zu ermöglichen. In diesen silbernen Katheter wurde ein Paukenhöhlenkatheter eingeschoben, an dem ebenfalls ein seitliches Fenster angebracht war, das mit der Oeffnung im silbernen Katheter zusammenfiel, wenn der Paukenhöhlenkatheter bis an die Tympanalmündung der Tuba vorgeschoben war. Sofort trat Tympanophonie ein, die jedoch verschwand, wenn statt des durchlöcherten ein Paukenhöhlenkatheter ohne Fenster eingelegt wurde.

Rumbold, welcher, wie ich bereits in der Einleitung erwähnte, das Zustandekommen der Einwärtswölbung des Trommelfelles dadurch bedingt glaubt, dass eine permanente Luftverdünnung im Mittelohre bestehe, unterzog in den Fällen, in welchen Tympanophonie vorhanden war, das Trommelfell einer genaueren Untersuchung und gibt an gefunden zu haben, dass die Membran ersichtlich weniger concav war, als bei normalem Zustande der Tuben.

Auf Grund der vorliegenden Erfahrungen über die Schallleitung durch die Tuben im normalen Zustande möchte ich mich dahin entscheiden, dass allerdings in der Gegend der Tuben eine Uebertragung von Schall nach dem Ohre oder von dem Ohre stattfinden kann, jedoch nicht durch den Tubenkanal selbst, sondern in der Weise, dass durch

[1] Ref. aus d. Monatsschr. für Ohrenheilk. etc. 1874. No. 2. Schmidt's Jahrbücher 1876. S. 89.

den in seinem äusseren Theile offenstehenden Kanal der lufthaltige Raum (die Trommelhöhle), in welchem der Schall erzeugt ist, resp. wohin er geführt werden soll, der Oberfläche am nächsten tritt, so dass hier durch die den Kanal umgebenden Medien eine Schallübertragung leichter stattfinden kann.

Da während des Schlingaktes, wie wir wissen, die Tuben geöffnet werden, so wäre nun noch die Frage zu erörtern, wie sich hierbei die Schallleitung nach dem Ohre verhält.

Politzer[1] suchte durch folgenden Versuch den Nachweis zu führen für die Erweiterung der Eustachi'schen Ohrtrompete während des Schlingaktes: „Wenn man nämlich eine schwingende Stimmgabel vor die Nasenöffnungen hält, so hört man in beiden Ohren ein gleichmässiges schwaches Tönen, im Momente eines Schlingaktes aber wird der Stimmgabelton in beiden Ohren in bedeutendem Grade verstärkt empfunden, indem die Vibrationen der Stimmgabel durch die erweiterte Ohrtrompete frei in die Trommelhöhlen eindringen." Auf sehr exakte Weise lässt sich dieser Versuch Politzer's mit meinem Telephonakumeter[2] bestätigen. Lasse ich einen in seiner Intensität sich gleichbleibenden Schall in eine Nasenöffnung vermittelst eines Gummischlauches einströmen, so wird derselbe stärker gehört während des Schlingaktes. Ebenso kann, wenn ich die Schallintensität soweit vermindere, dass eben nichts mehr gehört wird, die Wahrnehmung des Schalles durch den Schlingakt während desselben hervorgerufen werden. Da die Möglichkeit vorliegt, dass die Perception durch Knochenleitung während des Schlingaktes erleichtert wird, indem vielleicht durch gleichzeitige Contraktion des Tensor tympani die Schallwahrnehmung begünstigt wird, so musste ich untersuchen, ob bei Schallübertragung durch die Knochenleitung ebenfalls ein Besserhören eintritt. Brachte ich das Telephon mit den Zähnen in direkte Verbindung, so konnte ich während des Schlingaktes keine Verstärkung des Tones wahrnehmen. Aus diesen beiden Versuchen glaube ich den Schluss ziehen zu dürfen, dass in der That beim Schlingakte durch eine Veränderung in den Tuben selbst das Besserhören erzielt wird, ob jedoch hierbei ein freies Durchströmen des Schalles durch den klaffenden Tubenkanal stattfindet, halte ich nicht für bewiesen, da die Verstärkung des Tones keine so beträchtliche ist, dass daraus geschlossen werden könnte, dass die

---

[1] Lehrbuch S. 76.

[2] Verhdl. der physiol. Gesellsch. zu Berlin vom 11. Jan. 1878. — Die Abstufung des im Telephon erzeugten Schalles erziele ich jetzt in der Weise, dass ich den Magneten mit der Spirale in verschiedene Entfernung zur Platte bringe. Ich behalte mir vor, demnächst das von mir benützte Instrument ausführlicher zu beschreiben.

Schallschwingungen direkt durch die in den Tuben enthaltene Luft und nicht vielmehr durch Vermittelung der umgebenden Medien in die Trommelhöhle übertragen werden. Obwohl ich im Stande bin (s. Kap. 6) manometrisch festzustellen, dass die Tuben sich während des Schlingaktes öffnen, indem der Luftdurchtritt durch dieselben sich noch bei minimalen Druckunterschieden nachweisen lässt, so erscheint es mir doch fraglich, ob bei jedem Schlingakte die Tubenwandungen in der Weise von einander entfernt werden, dass sie Schallschwingungen den freien Durchtritt gestatten. Es sind noch weitere Versuche erforderlich, um den Nachweis hierfür zu liefern.

Was das Hören durch die Tuben während des Valsalva'schen Versuches betrifft, so wurde schon von früheren Autoren ein solches angenommen und spricht sich z. B. Funke (Lehrbuch, 2. Aufl. 1858) darüber aus: „Halte ich einen Ton gleichmässig stark aus, während ich durch die Nase ausathme und treibe dann plötzlich durch die oben besprochene Exspirationsanstrengung (Valsalva'scher Versuch) Luft durch die Tuba in die Paukenhöhle, so erlangt in diesem Momente der Ton eine ausserordentlich betäubende Intensität und scheint nicht mehr wie beim gewöhnlichen Sprechen ausserhalb des Ohres erzeugt, sondern innerhalb der Pauke selbst zu entstehen.“ Bei mir selbst kann ich ebenfalls während des Valsalva'schen Versuches durch hohen Exspirationsdruck ein starkes Hören der eigenen Stimme bewirken, jedoch nicht so intensiv als Funke es angibt. Es gelang mir dagegen nicht, in die Nase geleiteten Schall durch die Tuben zu hören. Leite ich durch eine Olive den Schall des Telephonakumeters in die Nasenhöhle und mache den Valsalva'schen Versuch, so wird der Schall durch den auf der Platte lastenden Druck etwas gedämpft, behält aber immer noch beträchtliche Stärke. Es gelingt mir nicht, denselben während des Versuches hörbar zu machen noch, wenn er hörbar ist, denselben zu verstärken.

Kapitel 10.

Die praktische Wichtigkeit der Bestimmung der Durchgängigkeit der Eustachi'schen Röhre beim kranken Hörorgane.

Wenn ich auch weit entfernt bin in praktischer Hinsicht grosse Illusionen an die durch meine Druckbestimmungen gewonnene Untersuchungsmethode des Hörorganes zu knüpfen, so möchte ich es doch nicht unterlassen die praktisch wichtigen Gesichtspunkte, welche sich mir bis jetzt ergeben haben, zu besprechen. Es liegt auf der Hand, dass ein grosser Theil der das kranke Hörorgan betreffenden Fragen erst durch ausgedehnte Untersuchungen und durch längere Beobachtungen wird entschieden werden können und möchte ich deshalb nur eine allgemeine Erörterung meiner bisherigen Beobachtungen geben, da es mir in der vorliegenden Arbeit hauptsächlich darum zu thun war, das physiologische Verhalten der gesunden Tuben zu erörtern.

Um das Verhalten der Tuben kennen zu lernen, waren wir bisher hauptsächlich auf die Auskultation angewiesen und zwar besonders bei Anwendung des Katheters, ausserdem auch bei Anwendung des Politzer'schen Verfahrens, d. h. bei Luftcompression in der Nasenhöhle während eines Schlingaktes.

Bei der Auskultation ziehen wir den Schluss auf einen abnormen Widerstand in der Tube, wenn die Luft, statt in vollem, kräftigem Strahle, nur in dünnem, schwachem, öfter unterbrochenem Strahle ins Ohr tritt (v. Tröltsch). Wir müssen jedoch bedenken, dass die Tuben in ihrem knöchernen Theile beträchtliche Verschiedenheiten in ihrer Weite zeigen und dass während der Einblasung durch den Katheter ein grosser Theil der eingeblasenen Luft neben dem Schnabel des Katheters nach dem Rachen zurückströmt, dass dadurch auch, wenn wir in dem Compressionsapparate denselben Druck anwenden, in der Tube ein verschieden geringerer Druck zur Wirkung kommt, je nachdem die Luft neben dem Schnabel des Katheters leichter oder schwerer abströmen kann, wodurch das Auskultationsgeräusch ebenfalls eine Aenderung erfährt. In manchen Fällen ist es ausserdem schwierig mit Sicherheit zu entscheiden, ob das durch die Einblasung hervorgebrachte Geräusch in der Tube oder in der Trommelhöhle hervorgerufen wird. Es kann somit nicht ungerechtfertigt erscheinen, wenn Magnus[1] zur Ueberzeugung kam: „dass unser auskultatorisches Urtheil sehr wenig reellen Boden bisher hat, dass die Geräusche, die wir hören und zu deuten unternehmen, ganz enorm complicirte Entstehungsarten haben, dass namentlich der Austritt der Luft an dem Schnabel des Instrumentes in der dreieckigen Grube dabei von der allerentschiedensten Wichtigkeit ist", und weiter „diejenigen Schlüsse, die man bei Anwendung des aktiven und passiven Valsalva'schen Versuches (Politzer) aus der Auskultation machen kann, sind noch bei weitem geringer als bei Anwendung des Katheters, ich glaube, sie sind ganz und gar nicht verwerthbar."

Durch die rhinoscopische Besichtigung des Tubeneinganges vom Rachen aus lassen sich wohl Schwellungszustände der Schleimhaut feststellen,

[1] Archiv f. Ohrenh. Bd. VI. S. 259 u. 261.

dieselben können aber nach meinen Erfahrungen sowohl bei vollständig erhaltener als bei gestörter Funktion der Tuben vorhanden sein, so dass wir auch aus dieser Untersuchung keine bestimmten Anhaltspunkte über die Funktionirung der Tuben erhalten. Aus der Besichtigung des Tubeneinganges von der Nase aus haben sich bis jetzt noch keine verwerthbaren Beobachtungen ergeben; wenn es auch wahrscheinlich ist, dass vorhandene paretische Zustände der Muskeln in den einzelnen Fällen, wo die Besichtigung von vorn ohne zu grosse Schwierigkeiten ausführbar ist, sich bei der Besichtigung erkennen lassen, so wird die sichere Diagnose doch erst durch die Feststellung der Durchgängigkeit gestellt werden können.

Die praktisch wichtigen Ergebnisse meiner Bestimmungen der Durchgängigkeit der Tuben sind:

a) in diagnostischer Beziehung.

1) Der Valsalva'sche Versuch gestattet uns keinen Schluss auf die Funktionirung der Tuben, da, wenn das Gelingen desselben erschwert ist oder der Versuch überhaupt nicht gelingt, doch beim Schlingakte Eröffnung der Tuben eintreten, d. h. Ventilation der Trommelhöhle stattfinden kann. Dagegen können wir auf das Vorhandensein einer Schwellung der Schleimhaut des Pharyngealostiums, d. h. eines Nasenrachenkatarrhes schliessen, wenn zum Gelingen des Versuches ein stärkerer Druck als etwa 60 Mm. Hg erforderlich ist.

2) Sind zum Luftdurchtritt durch die Tuben während des Schlingaktes beträchtliche Druckstärken erforderlich, so ist die Trommelhöhlenventilation, welche in der Norm während des Schlingaktes stattfindet, gestört.

3) Strömt durch einen mit nicht zu kurzem Schnabel versehenen, in den Anfangstheil der Tuba eingeführten Katheter die Luft frei oder bei sehr geringem Drucke in die Trommelhöhle, so entspricht dies dem normalen Verhalten, sind dagegen erhebliche Druckstärken erforderlich, so befindet sich in dem äusseren Theil der knorpelig-membranösen oder knöchernen Tube ein pathologisches Hinderniss für den Luftdurchtritt.

4) Ist bei der Untersuchung mit dem Katheter der äussere Theil der knorpelig-membranösen Tube frei durchgängig und ist der Luftdurchtritt während des Schlingaktes erschwert, so hat das Hinderniss seinen Sitz am Tubeneingang. Ist der Luftdurchtritt auch im ersteren Falle erschwert, so erstreckt sich das Hinderniss auch auf den äusseren Theil der knorpelig-membranösen Tube.

b) in therapeutischer Beziehung.

5) Da beim Schlingakte die Tuben geöffnet werden, so ist das Politzer'sche Verfahren mit geringem Drucke ausgeführt die mildeste Form der Luftdouche.

Während Lucae annimmt (vgl. S. 33), dass bei diesem Verfahren die Tuben verengt werden und deshalb die Luft in der Nasenrachenhöhle beträchtlich verdichtet werden müsse, um den Lufteintritt in das Mittelohr gelingen zu lassen, geht aus meinen Untersuchungen hervor, dass die Tuben geöffnet werden und zum Lufteintritt nur eine minimale Druckerhöhung in der Nasenrachenhöhle erforderlich ist. In den Fällen, wo wie bei der akuten Mittelohrentzündung die Lufteintreibung nur mit sehr geringem Drucke gemacht werden darf, verdient deshalb beim Politzer'schen Verfahren der Schlingakt den Vorzug vor der Phonation, da bei der letzteren ein Widerstand zu überwinden ist, wodurch die Einwirkung auf das Mittelohr eine gewaltsamere wird.

Bei Erschwerung des Luftdurchtrittes durch die Tuben während des Schlingaktes kann aushilfsweise der Valsalva'sche Versuch in der Form des Schnäuzens die Versorgung der Trommelhöhle mit frischer Luft übernehmen und kann dadurch das Zustandekommen von pathologischen Erscheinungen von Seite des Hörorganes bei Tubenschwellung, besonders wenn dieselbe von kurzer Dauer wie beim akuten Schnupfen ist, verhindert werden.

In einem Ausfsatze „Ueber Schwerhörigkeit bei Kindern, verursacht durch chronischen Nasenrachenkatarrh[1]", habe ich bereits festgestellt, dass, wenn bei einer Tubenschwellung am Anfange der Behandlung hohe Druckstärken für den Lufteintritt während des Schlingaktes erforderlich waren, mit zunehmender Besserung während der Behandlung entsprechend geringere Druckstärken genügen, um den Lufteintritt gelingen zu lassen.

Um im Stande zu sein, eine genaue Diagnose zu stellen, auf Grund deren wir unsere therapeutischen Massregeln treffen können, ist es erforderlich, die verschiedenen Formen der Luftdouche im Einzelfalle in Anwendung zu ziehen. Wenden wir nur die eine oder die andere Methode der Luftdouche an, so sind die Anhaltspunkte, welche wir für Diagnose und Therapie erhalten, nur wenig verwerthbar. Wollten wir z. B. bei einer Schwellung am Pharyngealostium nur den Katheter zur Untersuchung benützen, so würde sich bei Anwendung desselben die Tube frei durchgängig zeigen, während uns die Untersuchung während des Schlingaktes ergeben würde, dass eine Funktionsbehinderung vorhanden ist. Würden wir auf Grund der Untersuchung mit dem Katheter allein die Tube für gesund erklären, so würden wir dadurch, wie das vielfach geschehen ist, in einen diagnostischen Irrthum verfallen. Ebenso würde, wenn wir nach dem Vorgange Toynbee's nur den Valsalva'schen Versuch zur Diagnose verwerthen wollten, unsere Diagnose der nöthigen Sicherheit entbehren.

[1] Berl. Klin. Wochenschr. 1878. No. 14.

Kapitel 11.

Das Verhalten der Eustachi'schen Röhre während der Nasendouche.

Die Nasendouche besteht bekanntlich darin, dass man aus einem etwa in Armeshöhe über dem Kopfe des Individuums, bei dem die Douche angewendet werden soll, befindlichen Behälter vermittelst eines Gummischlauches Flüssigkeit in eine Nasenöffnung einströmen lässt. Die Flüssigkeit nimmt ihren Weg durch die betreffende Nasenhälfte, kommt hinter den Choanen mit der Oberfläche des weichen Gaumens in Berührung, der sich in Folge dessen reflektorisch contrahirt und den Nasenrachenraum gegen den unteren Theil des Rachens abschliesst. Auf diese Weise wird die einströmende Flüssigkeit in den Stand gesetzt ihren Weg durch den Nasenrachenraum zu nehmen und sich durch die zweite Nasenöffnung wieder nach aussen zu entleeren.

Nachdem die Nasendouche, seit sie von Prof. Weber in Halle angegeben wurde[1], mehr als ein Jahrzehnt hindurch in Tausenden von Fällen angewendet wurde, ohne dass man befürchtete, damit Unheil stiften zu können, lenkte Roosa die Aufmerksamkeit auf die Gefahr, welche durch das Eindringen von Flüssigkeit durch die Tuben in die Trommelhöhlen hervorgerufen werden kann. Roosa[2] theilte einen Fall mit von Pyämie in Folge von eiteriger Trommelhöhlenentzündung herbeigeführt durch den Gebrauch der Nasendouche. Trotz hochgradiger pyämischer Erscheinungen trat bald Genesung ein. Nach dem Bekanntwerden dieses Falles wurden nun auch von einer Reihe anderer Beobachter ebenfalls Entzündungserscheinungen im Ohre in Folge der Nasendouche veröffentlicht.

Auf Grund dieser Erfahrungen wurden nun die verschiedensten Methoden ersonnen, um das Eindringen von Flüssigkeit in das Mittelohr zu vermeiden. Zaufal[3] drückt mit den Fingern oder mit einem zu diesem Zwecke construirten Instrumente den weichen Gaumen gegen das Tubenostium und glaubt auf diese Weise die Tuben verschliessen zu können. Störk[4] lehrte früher seinen Patienten eine gekrümmte Glasröhre vom Munde aus hinter den weichen Gaumen zu bringen und

---

[1] Bericht der Naturforschervers. in Giessen. 1864.
[2] Archiv für Augen- u. Ohrenh. Bd. I. S. 198.
[3] Prag. Med. Wochenschr. 1876. No. 50.
[4] Klinik der Krankheiten des Kehlkopfes etc. Stuttgart 1876.

durch dieselbe Einspritzungen vorzunehmen. Neuerdings kehrte Störk[1] zu einfachen Nasendouchen zurück, indem er wie früher die Spritze anwendet, nur lässt er bei solchen Patienten, bei denen er glaubt, sich auf den Verschluss der Tuben wegen mangelhafter Hebung des Gaumensegels nicht verlassen zu können, während der Einspritzung einen Schluck Wasser in den Mund nehmen. Fränkel[2] glaubt, die Gefahr dadurch vermeiden zu können, dass er den Patienten während der Nasendouche phoniren lässt, indem er hierzu durch die Beobachtung veranlasst wird, „dass das Ostium pharyngeale beim Phoniren durch Einpressen des Levator veli fest verschlossen wird."

Während das Verfahren von Störk, vom Munde aus einzuspritzen, wohl als zu umständlich und unangenehm für den Patienten von Störk bereits selbst verlassen wurde, so glaube ich, dass aus denselben Gründen auch die Zaufal'sche Methode nicht geeignet sein dürfte, allgemein angenommen zu werden. Die Ansicht Fränkel's, die auch von Störk getheilt wird, dass durch starkes Heben des Gaumensegels, indem der Levator veli in das Tubenostium hineingepresst und dasselbe dadurch verschlossen werde, entspricht, wie ich glaube in den vorausgehenden Kapiteln mit Bestimmtheit nachgewiesen zu haben, nicht dem thatsächlichen Verhalten. Am stärksten wölbt sich der Levator veli beim Schlingakte in das Tubenostium vor, trotzdem wird die Tuba dabei geöffnet. Es findet, wie wir gesehen haben, eine zunehmende Besserung der Durchgängigkeit der Tuben statt, je mehr sich die Tubengaumenmuskulatur contrahirt.

Es wurde angenommen, dass beim Schlingakte, bei der Phonation und bei der Nasendouche, da bei allen ein Verschluss der Gaumenklappe stattfindet, auch ein analoges Verhalten der Tuben bestehe. Aus meinen Druckbestimmungen geht jedoch hervor, dass während des Verschlusses der Gaumenklappe beim Schlingakte und bei der Phonation die Durchgängigkeit der Tuben eine verschiedene ist, indem beim Schlingakte sich die Tuba geöffnet zeigt, bei der Phonation dagegen einen bestimmten, individuell verschiedenen Widerstand für den Luftdurchtritt bietet. Obwohl ich aus naheliegenden Gründen nicht im Stande war, die Durchgängigkeit der Tuben bei Ausführung der Nasendouche zu bestimmen, so glaube ich doch annehmen zu dürfen, dass ebenso wie bei der Phonation keine vollständige Eröffnung der Tube stattfindet, sondern dass ein bestimmter Widerstand zu überwinden bleibt. Es ist mir sogar wahrscheinlich, dass bei der passiven reflektorischen Contraktion der

[1] Wien. Med. Wochenschr. 1877. No. 21.

[2] Deutsche Zeitschr. f. prakt. Med. 1877. Nr. 30.

Muskeln bei der Nasendouche, die Spannung derselben eine geringere ist, als bei der Phonation, in welchem Falle die Tuba noch weniger durchgängig wäre als bei der Phonation. Ausserdem findet bei der Nasendouche keine oder nur sehr geringe Contraktion der unteren Rachenmuskeln statt, welche nach der v. Tröltsch'schen Anschauung (s. S. 46) sich dadurch an der Tubeneröffnung betheiligen, dass sie den Tubenmuskeln Stützpunkte geben, von denen aus sie ihre Wirkung entfalten können. Ich glaube somit, dass die Analogieen, welche zwischen Schlingakt, Phonation und Nasendouche bezüglich ihrer Wirkung auf die Tuben angenommen wurden, nicht bestehen, sondern dass die Durchgängigkeit der Tuben bei jedem dieser Akte eine verschiedene ist, d. h. dass beim Schlingakte die Tuben geöffnet sind, bei der Phonation sie einen geringen, bei der Nasendouche vermuthlich einen stärkeren Widerstand bieten. Ich habe mich deshalb bereits an anderem Orte[1] über die Ausführung der Nasendouche dahin ausgesprochen, dass es am zweckmässigsten erscheine, „der Spannung der Gaumenmuskulatur, wie sie durch die Reflexreizung der mit ihrer Schleimhautbedeckung in Berührung kommenden Flüssigkeit bewirkt wird, keine aktive Spannung durch Phonation oder auf sonstigem Wege hinzuzufügen, sondern die Nasendouche wieder so auszuführen, wie vor dem Bekanntwerden des Roosa'schen Falles. Die bekannten Vorsichtsmassregeln, nur lauwarme, indifferente Flüssigkeiten (Kochsalz-, Soda-, Chlorkali-Lösungen) zu benützen und dieselben nur unter geringem Druck einströmen zu lassen, dürfen nicht ausser Acht gelassen werden.“

Von Wichtigkeit ist ferner, worauf bereits mehrfach aufmerksam gemacht wurde, dass die Flüssigkeit durch die der Nasenhälfte, in welche eingespritzt wird, entgegengesetzte Seite ohne Widerstand zu finden abfliessen kann. Besteht hier ein Hinderniss, so wird die Flüssigkeit im Nasenrachenraum gestaut und dadurch das Einfliessen derselben in die Trommelhöhle begünstigt. Ausserdem soll die Flüssigkeit nur langsam und mit kurzen Pausen durch die Nase geleitet werden, damit nicht durch Schlingbewegungen während des Durchfliessens die Tuben geöffnet werden.

Eine andere Frage ist diejenige, ob wir in der Therapie der Nasenkrankheiten die Weber'sche Nasendouche entbehren können oder nicht. Ihre Anwendung findet hauptsächlich statt beim chronischen Katarrh und bei der Ozäna. Im ersteren Falle wird das Einbringen von Flüssigkeiten entweder zum Zwecke der Verflüssigung und Entfernung von zähem Schleime oder um medikamentöse Stoffe zu appliciren vorgenom-

---

[1] Deutsche Med. Wochenschr. 1878. No. 13.

men und kann die Weber'sche Douche ersetzt werden durch die Eintreibung von warmen Wasserdämpfen oder durch die Zerstäubungsapparate, von denen sich der von v. Tröltsch in die Praxis eingeführte am zweckmässigsten erweist. Bei der Ozäna dagegen ist ein kräftiger Wasserstrom erforderlich, um die auf der unterliegenden Schleimhaut fest haftenden Borken zu entfernen; in vielen Fällen genügt die gewöhnliche Weber'sche Douche hierzu nicht und wende ich deshalb statt des olivenförmigen Ansatzes eine gerade Röhre an, welche nach jeder Richtung tief in die Nase vorgeschoben werden kann und lasse durch diese den Wasserstrom direkt gegen die Wandungen der Nasenhöhle richten. Auf diese Weise wird zweierlei erreicht, erstens wird verhindert, dass im Nasenrachenraum Druck hervorgebracht ist, indem die einströmende Flüssigkeit durch beide Nasenöffnungen abfliessen kann, zweitens wird die Entfernung der Borken rascher und sicherer erzielt, indem der Wasserstrom die Wandungen direkt trifft.

Gerade bei der Ozäna fand ich wiederholt sehr durchgängige Tuben und hatte ich auch kürzlich Gelegenheit einen Fall zu untersuchen, in welchem bei einer Ozänapatientin eine beiderseitige, unter den heftigsten Symptomen verlaufende eiterige Mittelohrentzündung in Folge der Nasendouche aufgetreten war. Ich glaube deshalb, dass bei der Ozäna die Weber'sche Nasendouche auf's Vorsichtigste angewandt werden muss, am zweckmässigsten mit der erwähnten Modifikation.

Ich beschränke mich auf diese wenigen Andeutungen über die Ausführung und Anwendung der Nasendouche, da eine ausführlichere Besprechung zu weit abführen würde von dem eigentlichen Zweck meiner Arbeit und möchte nur hervorheben, dass auch bei der Nasendouche die Bestimmung der Durchgängigkeit der Tuben, wie dieselbe durch meine Untersuchungsmethoden ermöglicht ist, von Wichtigkeit erscheint.

Von demselben Verfasser:

1. Ueber die Operationsmethoden der Tenotomie des Tensor tympani. Archiv f. Ohrenheilkunde Bd. XI, 12.
2. Ueber eine neue Form des künstlichen Trommelfells. Archiv f. Ohrenheilkunde Bd. XI, 16.
3. Untersuchungen an der Leiche über die Perforation des Warzenfortsatzes. Berl. Klin. Wochenschrift No. 33, 1876.
4. Zur Behandlung des Nasenkatarrhs. Deutsche Medic. Wochenschr. No. 26, 1877.
5. Ueber Polypenschnürer und ihre Anwendung im Ohre, in der Nase und im Nasenrachenraume. Deutsche Medic. Wochenschrift No. 26, 1877.
6. Referate über Ohrenheilkunde. Deutsche Medic. Wochenschr.
7. Ueber die Perforation des Warzenfortsatzes. v. Langenbeck's Archiv Bd. XXI, Heft 2.
8. Ueber die Luftdouche und ihre Anwendung in der Ohrenheilkunde. Virchow's Archiv Bd. 70, 1877.
9. Referate über Ohrenheilkunde. Centralblatt für Kinderheilkunde.
10. Entfernung eines grossen Sequesters aus der Paukenhöhle eines Kindes. Deutsche Medic. Wochenschr. No. 43, 1877.
11. Ueber eine neue Untersuchungsmethode des Gehörorganes. Archiv für Ohrenheilkunde Bd. XIII, 1.
12. Ueber Hörprüfung und über Politzer's einheitlichen Hörmesser. Archiv f. Augen- und Ohrenheilkunde Bd. VI, 5.
13. Die galvanokaustische Behandlung des Stockschnupfens. Deutsche Zeitschrift f. Chirurgie Bd. IX, 3.
14. Ueber das Empyem der Stirnhöhlen. Deutsches Archiv f. klinische Medicin Bd. XX, 1877.
15. Ueber Taubstumme. Deutsche Medic. Wochenschr. Nr. 48 u. 49, 1877.
16. Mittheilung über die Funktion der Tuba Eustachii. E. du Bois-Reymond's Archiv f. Physiologie 1877.
17. Eine neue Methode der Hörprüfung mit Hilfe elektrischer Ströme. Verhandlungen der physiol. Gesellschaft zu Berlin 11. Jan. 1878.
18. Beitrag zur Lehre von der Ozäna. Deutsche Medic. Wochenschr. No. 13, 1878.
19. Schwerhörigkeit bei Kindern verursacht durch chronischen Nasenrachenkatarrh. Berl. klin. Wochenschr. No. 14, 1878.
20. Mittheilung über einen Fall von Erweichung der Gehörknöchelchen. Archiv f. Ohrenheilkunde Bd. XIII, S. 259.

Inhalt.

Druck von Metzger & Wittig in Leipzig.

FSC
www.fsc.org
MIX
Papier | Fördert
gute Waldnutzung
FSC® C083411

Zeitfracht Medien GmbH
Ferdinand-Jühlke-Straße 7
99095 Erfurt, Deutschland
produktsicherheit@kolibri360.de